Conceptos fundamentales en la
MEDICINA TRADICIONAL CHINA

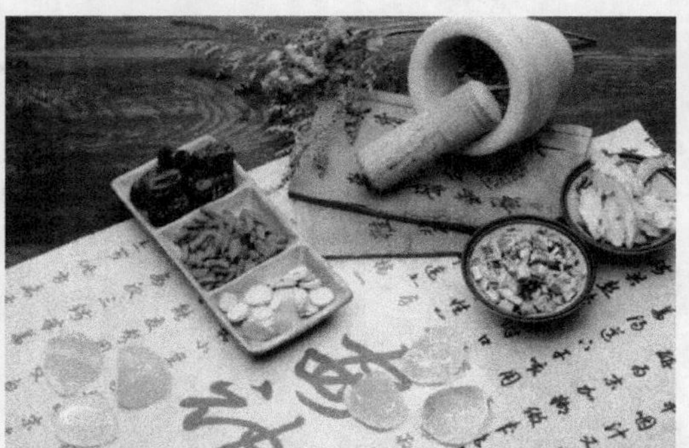

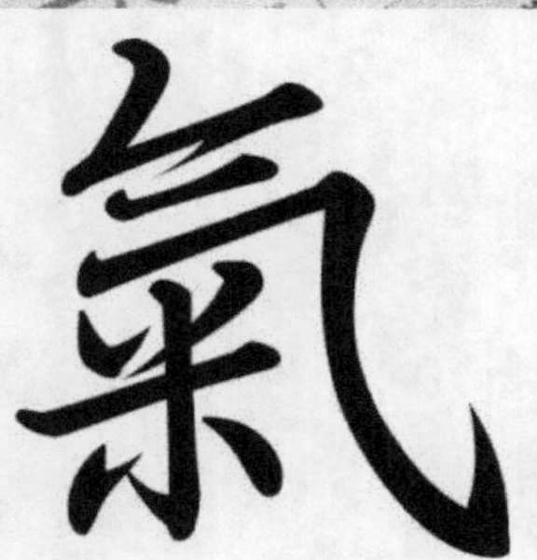

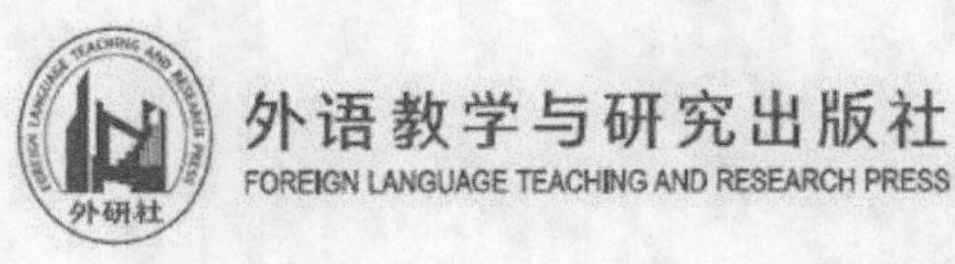

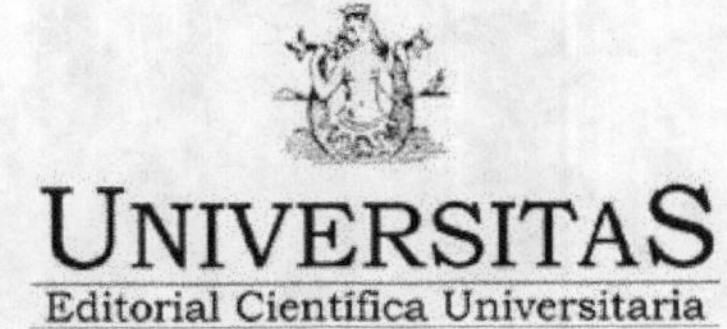

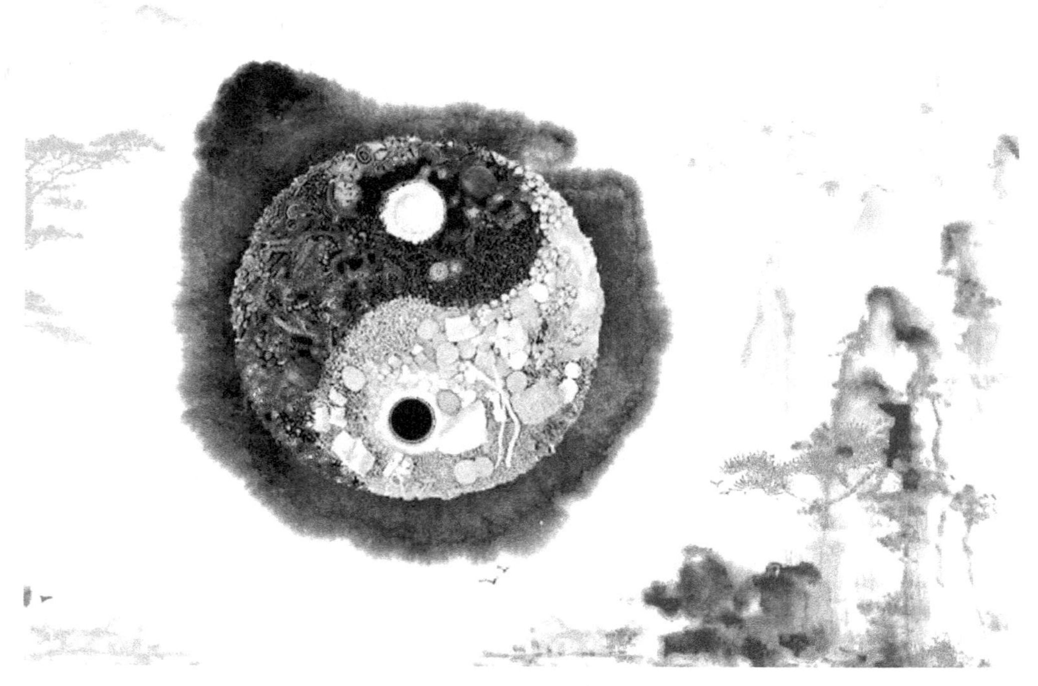

Zhaoguo Li - Qing Wu - Yurui Xing

李兆国 - 吴青 -邢玉瑞

Conceptos fundamentales en la

MEDICINA TRADICIONAL CHINA

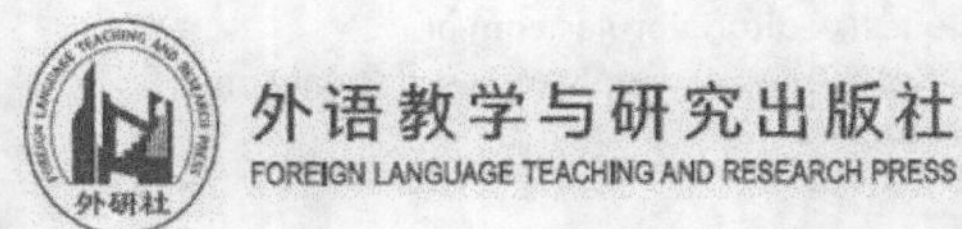

外语教学与研究出版社
FOREIGN LANGUAGE TEACHING AND RESEARCH PRESS

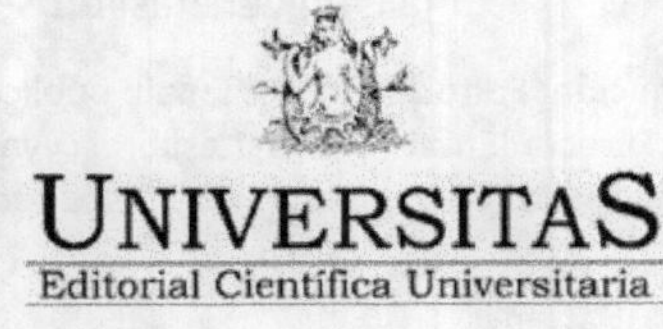

UNIVERSITAS
Editorial Científica Universitaria

Créditos de la presente edición:

Diseño de Tapa:	*Ing. Jorge G. Sarmiento.*	Idioma Original:	*Chino-Inglés*
Producción Gráfica:	*Jorge Sarmiento Editor.*	Titulo Original en Chino:	中医文化关键词
Autores:	*Zhaoguo Li - Qing Wu - Yurui Xing.*	Título en Inglés:	*Key Concepts in Traditional Chinese Medicine*
Autores:	李照国 - 吴青 - 邢玉瑞	Diagramación:	*Francisco Pino*
Título en Español:	*Conceptos fundamentales en la Medicina Tradicional China*	Traducción de Inglés a Español:	*Liljana Arsovska y Pablo Rodríguez Durán*
Tirada:	*500 Ejemplares*		

El cuidado de la presente edición estuvo a cargo de:
Dr. Roberto González González.

Zhaoguo Li
 Conceptos fundamentales en la Medicina Tradicional China / Zhaoguo Li; Qing Wu; Yurui Xing. - 1a ed - Córdoba: Universitas - Editorial Científica Universitaria ; Beijing : Foreign Languaje Teaching and Research Press, 2021.
 172 p. ; 25 x 17 cm.
 ISBN 978-987-572-381-8
 1. Medicina China Tradicional. I. Qing Wu. II. Yurui Xing. III. Título.
 CDD 610.9

Fecha de la Primera Edición: 1 de Mayo de 2018 por Foreign Language Teaching and Research Publishing Co. Ltd.

Miembro de la

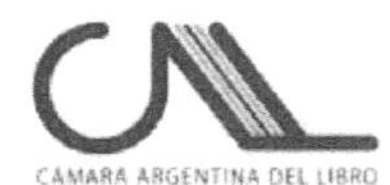

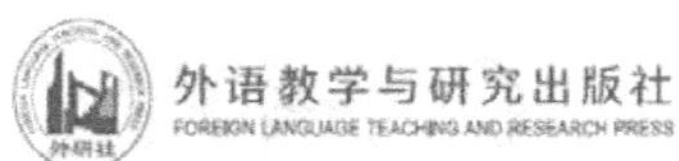

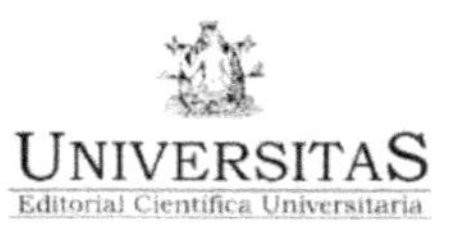

Callipacer y Caledín

Hecho el depósito que marca la Ley 11.723.
Impreso en Córdoba - Argentina

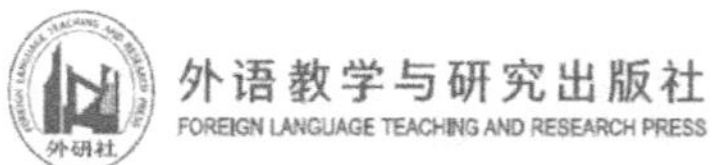

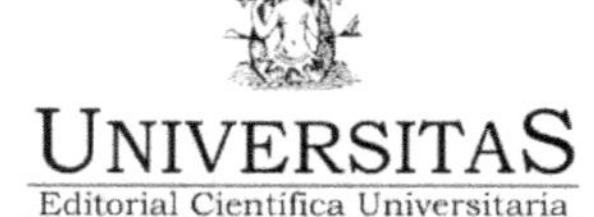

Obispo Trejo 1404. 2 B. Córdoba. Argentina. Te: +54 9 351 3650681
Email: universitaslibros@yahoo.com.ar – www.universitaseditorial.com.ar

Distribución: Editorial Brujas. Email: publicaciones@editorialbrujas.com.ar
Venta Directa: Email: universitaslibros@yahoo.com.ar – www.universitaseditorial.com.ar
Versión Digital en: digital.universitaseditorial.com.ar

Índice[1]

---

1.   Las traducciones de los términos y conceptos de MTC, tanto en el glosario como a lo largo del libro, evitan el uso de los artículos (el, la, los, las). Así, el concepto médico en español, tal como en la MTC, deviene una suerte de sujeto independiente con nombre propio: Qi, esencia, Yin, Yang, corazón, riñón, espíritu, Qi de pulmón, Yang de corazón, etc. Adicionalmente, esta decisión permite diferenciar estos conceptos de sus contrapartes en la medicina occidental. (*N. del T.*)

Prefacio

Proyecto clave de la Fundación China de Humanidades y Ciencias

"Sistematización, difusión y construcción de bases de datos de Conceptos claves del pensamiento y la tradición china" (15ZDB003)

PROYECTO DE PUBLICACIONES DEL GOBIERNO CENTRAL EN EL MARCO DEL DECIMOTERCER PLAN QUINQUENAL DE DESARROLLO

La medicina tradicional china (MTC), es un sistema clásico de medicina con características chinas, estrechamente integrado con la astronomía, la geografía y las humanidades. Basada en la cultura tradicional y la filosofía clásica; nutrida por diversos exponentes de varias escuelas de pensamiento desde los tiempos previos a la dinastía Qin (221 a.n.e.-207 a.n.e.) y hasta la dinastía Han (207 a.n.e.-220), y fundamentada en las teorías y prácticas de las ciencias naturales y las ciencias sociales, la MTC logró constituir no solo un sistema teórico único, sino también una forma particular de concebir el fenómeno salud – enfermedad mediante diversos métodos de diagnóstico y tratamiento.

La MTC le otorga un alto valor a la comunión entre hombre y naturaleza, enfatiza la transmisión ininterrumpida de la herencia cultural, aboga por un desarrollo armónico entre el individuo y la sociedad y abre amplias perspectivas para el desarrollo de las medicinas locales, la difusión cultural y el progreso de la civilización humana.

Tal y como señala el Libro Blanco *Medicina tradicional china* promulgado por el Consejo de Estado en 2016: *La MTC es la cumbre de la civilización china [...] produce un impacto positivo en el progreso de la civilización humana [...] representa la fusión entre las ciencias naturales y las humanidades [...] contiene en sí profundas ideas filosóficas enraizadas en el pueblo chino.*

La MTC, en la actualidad y a nivel mundial, es el sistema médico tradicional de más larga historia, de teorías más profundas y acabadas, de uso más extendido y de desarrollo continuo más veloz.

En el período pre-Qin (-221 a.n.e.), la MTC comenzó a introducirse gradualmente en regiones aledañas a China, tales como la península de Corea. Durante las dinastías Han y Tang (618-907) se esparció a Japón y al sudeste asiático. Después del siglo XVIII, la MTC penetró en Europa, donde tuvo una amplia difusión durante el siglo XIX. Debido al auge de la anestesia acupuntural, a partir de la década de 1970, la MTC se extendió rápidamente por todo el mundo, contribuyendo sustancialmente al desarrollo de la medicina mundial, al bienestar de los pueblos y a la difusión de la cultura y la civilización china.

Debido a su avanzado cuerpo teórico, sus profundas bases culturales y la destacada eficacia de sus procedimientos y remedios naturales, la MTC ha sobrevivido los embates de la historia y prosperado a lo largo de los siglos, abriendo un camino único para la prosperidad, el desarrollo y la difusión de la milenaria cultura china.

Los cuatro clásicos de la MTC: *Canon del emperador Amarillo, Canon de ochenta y un problemas médicos, Materia médica del soberano Shennong* y *Tratado de los daños por patógeno frío y enfermedades misceláneas*, representan el núcleo de la teoría y la práctica de la MTC y contienen la esencia del pensamiento y el espíritu en la cultura china. Entre ellos, destaca el *Canon del emperador Amarillo*, conocido también como *Canon interno de medicina*, que exalta el sello de las ciencias naturales, ciencias sociales, el lenguaje y la cultura de la china antigua. Su amplia difusión lo convierte en pilar de la globalización de esta milenaria cultura.

Muchos conceptos clave de la MTC, tales como *yin, yang, qi* y otros, hoy día forman parte del léxico de diversas lenguas occidentales, asentando de esta manera bases lingüísticas sólidas para la exitosa difusión de la cultura que los vio nacer.

La premisa para extender la cultura china en Occidente es la existencia de sectores académicos y culturales interesados en el tema. Durante las dinastías Han y Tang, budistas provenientes de regiones occidentales de Asia viajaron hasta China central para difundir el budismo; en las dinastías Ming y Qing, los misioneros europeos llegaron a China para propagar el cristianismo y, en ambos casos, la medicina fue un importante vehículo para ganar adeptos.

Siendo parte inseparable de la cultura china, la MTC puede y debe contribuir, con su enorme poder de atracción, al proceso de integración de China a la comunidad global, así como a la difusión y promoción internacional de la civilización china.

Es ya un consenso internacional reconocer que cualquier persona que desee aprender, comprender y adentrarse en las teorías, métodos y técnicas de la MTC debe, en primer lugar, conocer y adquirir las teorías y conceptos básicos de la cultura tradicional china, tales como *yin* y *yang, los cinco elementos, qi esencial* y muchas otras.

Es, pues, evidente que la difusión de la MTC constituye un enfoque sólido, único e ideal en el proceso de la globalización de la cultura china, que puede garantizar de manera integral y sistemática su comprensión y aceptación generalizada.

Nota: La mayoría de las citas fueron extraídas del *Canon de medicina interna del emperador Amarillo*, 黄帝内经 compendio de MTC, escrito hace más de dos mil años y comentado por muchos célebres médicos a lo largo de la historia. La obra se divide en dos partes, *Suwen (Preguntas sencillas)* y *Lingshu (Pivote espiritual)*.

精 jing

精 Esencia

Esencia, sustancia sutil tangible, resultado de la combinación de la sustancia vital, heredada por los padres, y los nutrientes adquiridos por medio de comida y agua. Es el origen de la vida que constituye la substancia básica para el cuerpo humano y sus actividades vitales. El significado de esencia se divide en el sentido amplio y el estrecho. Su sentido amplio se refiere a todas las sustancias tangibles y sutiles que constituyen el cuerpo humano y mantienen sus actividades vitales, tales como la sangre, los fluidos corporales, la médula y los nutrientes adquiridos de comida y agua. Su sentido estrecho se refiere a la substancia que almacena el riñón, es decir, a la esencia del riñón: suma de la esencia prenatal de los padres y la esencia posnatal de los nutrientes alimenticios. La función de esencia del riñón es promover el crecimiento y desarrollo, y garantizar la procreación y conservación de la especie.

Traducciones existentes: Esencia; esencia de la vida; esencia vital; esperma; semen.
Traducciones actuales: Esencia; esencia de la vida.
Traducción estándar: Esencia.

Descripción: La mayoría de los diccionarios chino-inglés de MTC lo traducen como esencia. Aunque 精 (*jing*) posee diversas connotaciones, su sentido central en la MTC se refiere a la substancia básica que constituye el cuerpo humano y mantiene su actividad vital incluyendo esencia prenatal y posnatal. De acuerdo con el consenso del uso, se toma "esencia" como el término.

Citas:

❖ La esencia es el fundamento de la vida. *(Suwen. Palabras verdaderas de la Caja Dorada)*[1].

❖ La forma nace con la interacción de las substancias reproductivas del hombre y la mujer. La substancia reproductiva que precede a la forma se nombra esencia. *(Lingshu. Diferenciación de Qi)*.

❖ Por ello, los cinco órganos *zang* gobiernan el almacenamiento de la esencia. *(Lingshu: La raíz del espíritu)*.

气 qi

气 Qi

El significado de qi se puede resumir en tres niveles:

1) Concepto de la antigua filosofía china, que se refiere al origen, a la materia constituyente del universo y a la substancia que forma el cuerpo material y espiritual de la especie humana.

2) Nombre que se le da a la materia, la energía y la información que constituyen el cuerpo humano y mantienen su actividad vital.

Según su naturaleza, *qi vital* del cuerpo se divide en *qi yang* y *qi yin*.

Según su capacidad de transformación, se divide en *qi original*, *qi pectoral*, *qi nutricional* y *qi defensivo*.

Según sus propiedades y funciones, se divide en *qi* de estómago, corazón, hígado, riñón, pulmón, bazo, *qi de los órganos zang-fu*, etc.

---

1. 黄帝内经 *(Huangdi Neijing)* o *Canon interno de medicina del emperador Amarillo*, el clásico más referido en este libro, se divide en dos partes: Suwen (素问, *Preguntas Sencillas*) y Lingshu (灵枢, *Pivote Espiritual*). Esta obra es la base de la teoría de la medicina tradicional china.

3) Se refiere a los factores que causan enfermedades, caso en el cual se le nombra *qi patógeno*, literalmente correspondiente a 邪气 (*xieqi*) en chino.

Traducciones existentes: Substancia refinada; energía vital; chi; influencia.
Traducciones actuales: Qi; Chi.
Traducción estándar: Qi.

Descripción: En la actualidad, tanto en China como en el extranjero prevalece el consenso del uso de la transliteración fonética del carácter 气 (*qi*). La traducción "energía" o "energía vital", empleada en el pasado, aunque expresa su calidad de fuerza motora de la vida, no logra expresar funciones tales como proteger, calentar, transformar y fijar. Tras un largo proceso de deliberación por parte de los traductores de China y del extranjero, se logró el consenso de emplear la transliteración "qi" para cubrir sus diversos significados y connotaciones.

Citas:

- ❖ Qi, desde su origen, genera y transforma; qi se dispersa y configura la forma; qi se distribuye y las cosas se multiplican; qi se detiene y las apariencias se alteran. Esto aplica a todo. (*Suwen. Gran ensayo de las reglas de movimiento de los cinco elementos*).
- ❖ Qi empieza a abrir y dispersar desde la cavidad visceral superior, distribuye nutrimentos de los cinco cereales hacia todo el cuerpo, sustentando la piel, el cuerpo y el cabello de la misma manera que el rocío nutre las plantas y los árboles. Esto es qi. (*Lingshu. Diferenciación de Qi*).
- ❖ Es diferente el qi patógeno que afecta a la cavidad visceral superior, a la mediana y a la inferior... Qi patógeno adquiere diferentes nombres de acuerdo a la región que afecta. (*Lingshu. El origen de las cien enfermedades*).

神shen

神 Espíritu (Shen)

Espíritu (*Shen*), posee tres significados diferentes:
1) Creador, maestro y fuerza motriz del universo y del ser humano.
2) Actividades vitales del ser humano englobando la capacidad fisiológica y la actividad psicológica.
3) La conciencia y las actividades mentales como la cognición, las emociones y la voluntad.

En términos de las actividades vitales del cuerpo humano, espíritu se refiere a las funciones fisiológicas y a la actividad psicológica; es controlado por la función del corazón y se relaciona con los cinco órganos *zang*. La base material de espíritu es la esencia, qi, sangre y los líquidos corporales. Espíritu es el resultado del movimiento, la transformación y la interacción de qi esencial de los órganos *zang-fu*.

Traducciones existentes: Vitalidad; actividad mental; espíritu; Shen; mente.
Traducciones actuales: Mente; espíritu; shen.
Traducción estándar: Espíritu (Shen).

Descripción: La mayoría de los diccionarios chino-inglés de MTC lo traducen como espíritu. Si bien es cierto que, en la MTC, 神 (*shen*) posee tres significados distintos, estos pueden englobarse en la capacidad fisiológica y actividad psicológica que permiten las actividades vitales del cuerpo humano. Por ello, existe el consenso de denominarlo "espíritu".

Citas:

❖ Qi yang potente, nutre el espíritu; qi yang suave, nutre los tendones. (*Suwen. Gran ensayo sobre la interacción de qi vital y la naturaleza*).

❖ La armonía de qi de los órganos zang garantiza la generación de los líquidos corporales y del espíritu. *(Suwen. Teoría de la manifestación visceral de los seis períodos).*

❖ El corazón es la raíz de la vida, el almacén del espíritu. Su condición se manifiesta en el brillo de la cara y su vigor, en los vasos sanguíneos. Entre los yang, es *Taiyang* (yang mayor), y se relaciona con qi de verano. *(Suwen. Teoría de la manifestación visceral de los seis períodos).*

精气 jingqi

精气 Qi esencial

Qi esencial es energía sutil que constituye la base material tanto para el crecimiento y desarrollo del ser humano como para sus diversas funciones y actividades vitales; incluye la esencia reproductiva y la esencia que proviene de los alimentos y del aire fresco de la naturaleza.

Traducciones existentes: Energía refinada; energía de la salud; esencia; qi esencial.
Traducciones actuales: Esencia; qi esencial.
Traducción estándar: Qi esencial.

Descripción: Qi esencial es el compuesto de la esencia y qi. En cierta medida, esencia es qi, qi es esencia. La esencia tiende a ser materia yin, mientras que qi tiende a ser función yang. Aunque en su denominación china la relación entre ambos es sujeto predicado, es decir "La esencia es qi", en las traducciones recientes ha prevalecido el término qi esencial, utilizado y recomendado por especialistas chinos y extranjeros.

Citas:

- ❖ El predominio de qi patógeno se denomina exceso, la escacez de qi esencial se denomina deficiencia. *(Suwen. Teoría del exceso y la deficiencia).*
- ❖ Los cinco órganos zang almacenan qi esencial y no lo derraman. *(Suwen. Teoría suplementaria de los cinco órganos zang).*
- ❖ Los cinco sabores entran por la boca, se almacenan en el estómago y se transforman en qi esencial, el cual es distribuido por el bazo. *(Suwen. Discusión sobre enfermedades inusuales).*

元气 **yuanqi**

元气 **Qi original**

Qi original, también conocido como qi primordial, es el qi básico e importante para el cuerpo humano y constituye la fuente y el motor de las actividades vitales del hombre. Transformado por la esencia prenatal, y nutrido por la esencia postnatal, qi original es distribuido por todo el cuerpo a través de las tres cavidades viscerales 三焦, *(sanjiao).* Internamente, penetra en los cinco órganos zang y seis órganos fu; externamente alcanza la piel, las estrías e intersticios musculares y, en su paso, promueve y vigoriza la actividad fisiológica de los órganos zang-fu, los canales y colaterales y todas las partes del cuerpo humano. Qi original tiene dos funciones fisiológicas:

1) Promover y regular el crecimiento, el desarrollo y la reproducción. Cuando las esencias reproductivas de los padres se unen y forman el embrión, se crea el interno qi original del embrión.

2) Promover y regular la actividad fisiológica de los órganos zang-fu, canales y colaterales y de todos los tejidos del cuerpo humano.

Qi original, por medio de las tres cavidades viscerales, circula por todo el cuerpo promoviendo la actividad fisiológica de los órganos zang-fu, canales y colaterales y de todos los tejidos del cuerpo humano.

Traducciones existentes: Energía primordial; qi primordial; *qi* original; resistencia del   cuerpo; qi fuente; qi verdadero.

Traducciones actuales: Qi original; qi primordial; qi fuente.

Traducción estándar: Qi original.

Descripción: Qi original, también conocido como qi primordial, es el motor de la vida y de la actividad del cuerpo. El término "original" es apropiado porque incluye los significados "primordial" e "inicial".

Citas:

- ❖ *Mingmen* (puerta de la vida) es la residencia del espíritu y la esencia y la morada de qi original. *(Canon de los problemas médicos. Problema No. 36).*
- ❖ El riñón recibe y almacena qi esencial de los cinco órganos zang y seis órganos fu y por ello es ahí donde se genera qi original: base de la vida y del crecimiento. *(Suwen. Interpretación de los cinco qi, anotado por Wang Bing).*
- ❖ El polvo de *Gejie* (Tokay Gecko) se usa para la deficiencia de qi original, causada por el factor patógeno frío y tos prolongada, producto del ascenso adverso de qi. *(Discusiones sobre patologías según la doctrina de las Tres Etiologías, Cap. XII).*

宗气 zongqi

宗气 Qi pectoral

Qi pectoral se concentra en el pecho y es producto de la transformación de los nutrientes absorbidos de la comida y el agua, y también el aire fresco inhalado del exterior. Posee dos funciones:

1) Facilita la función de las vías respiratorias y promueve la función respiratoria del pulmón.

2) Permea el corazón y los vasos para promover la circulación de qi y sangre. Qi pectoral ayuda la circulación de la sangre del corazón. Por ello, el exceso o la deficiencia de qi pectoral está estrechamente relacionado con la circulación de qi y sangre, la regulación de la temperatura corporal, el movimiento de las extremidades, la fuerza de la respiración y la voz.

Traducciones existentes: Energía inicial; qi pectoral; qi creciente; qi ancestral.

Traducciones actuales: Qi ancestral; qi pectoral; qi torácico; zongqi.

Traducción estándar: Qi pectoral.

Descripción: Especialistas de la OMS consideran que es preferible la traducción "qi ancestral" a "qi pectoral" debido al significado del carácter chino 宗 (*zong*), que se refiere al "ancestro". Como qi pectoral mora en la región torácica, tanto "pectoral" como "torácico" indica la misma región corporal del ser humano. Sin embargo, "torácico" es un término anatómico y se usa con poca frecuencia, elegimos la traducción qi pectoral por su extendido uso y mayor precisión.

Citas:

❖ Qi pectoral se concentra en el pecho, sale de la garganta y permea el corazón y los vasos para promover la respiración. (*Lingshu. Factores patógenos*).

❖ Fuertes palpitaciones en el punto 虚里 (*Xuli*, uno de los puntos de los 14 canales), debajo del os pecho, son signos de derrame de qi pectoral. *(Suwen. Manifestaciones de qi en personas sanas)*.

❖ Qi pectoral mora en el pecho y forma el mar de qi. Qi pectoral que circula hacia abajo, se concentra en *Qijie* (ST30) y fluye hacia arriba y alcanza las vías respiratorias. *(Lingshu. Normas de acupuntura, qi vital y qi patógeno)*.

营气 yingqi

营气 Qi nutricional

Qi nutricional, conocido también como 荣气 (*rongqi*), qi vigoroso, es la energía de función nutritiva que circula en los vasos, transformada por la esencia de la comida y el agua que transportan el estómago y el bazo. Circula por los canales junto con la sangre, y a través de los doce canales y los canales Ren y Du, irriga la totalidad del cuerpo. Su función principal es transformar la sangre y nutrir el cuerpo. Qi nutricional se fusiona con los líquidos corporales y entre ambos se transforman en la sangre, por ende, constituye base material de la misma. Qi nutricional junto con la sangre circula por todo el cuerpo y a cada órgano zang-fu y tejido le proporciona nutrientes necesarios para mantener su actividad fisiológica normal.

Traducciones existentes: Energía-ying; qi de construcción; qi nutricional.
Traducciones actuales: Qi nutricional; qi nutritivo.
Traducción estándar: Qi nutricional.

Descripción: El término "de construcción" no refleja el significado de "nutrir" ni atañe a la estructura corporal. En el concepto, 营 (*ying*) funciona como un adjetivo para modificar al sustantivo 气 (*qi*). "Nutricional" logra transmitir más de cerca el significado del concepto. La OMS y la Asociación Mundial de MTC, lo han traducido como qi nutricional, por lo que, con el tiempo y el uso constante, esta traducción ha prevalecido.

Citas:

❖ Qi nutricional se funde con los líquidos, fluye por los vasos y se transforma en sangre para nutrir, externamente, a las extremidades, e internamente, a los cinco órganos zang y seis órganos fu. (*Lingshu. Factores patógenos*).

❖ Si qi nutricional deja de fluir y se estanca en los intersticios, aparecen forúnculos y ulceraciones. (*Suwen. Gran ensayo sobre la interacción de Qi vital y la naturaleza*).

❖ Cuando qi defensivo es estable y qi nutricional es abundante, la energía en los canales es óptima. (*Lingshu. Los canales*).

卫气 weiqi

卫气 Qi defensivo

Qi defensivo nace de la comida y el agua, se forma en el bazo y el estómago, sale de la cavidad visceral superior y circula por fuera de los vasos. De naturaleza fuerte y avasalladora, qi defensivo fluye a gran velocidad para calentar y nutrir el cuerpo interno y externo, defenderlo de factores patógenos, nutrir los intersticios, abrir los poros, etc. Qi defensivo, siendo la principal fuente de calor, fluye por la superficie y penetra en todo el cuerpo. Su función es calentar los músculos, la piel, los órganos zang-fu, así como fortalecer los músculos, hidratar la piel y mantener la estabilidad de la temperatura corporal, regular el sudor a través de controlar los poros.

Traducciones existentes: Energía-wei; qi de defensa; qi defensivo.

Traducciones actuales: Qi de defensa; qi defensivo; qi protector.

Traducción estándar: Qi defensivo.

Descripción: El término ha sido traducido, por lo regular, como qi defensor. Sin embargo, la OMS y la Asociación Mundial de MTC han acuñado el término qi defensivo, y las publicaciones chinas lo han aceptado como traducción estándar para facilitar la normalización internacional.

Citas:

❖ Qi defensivo se encarga de calentar los músculos, nutrir la piel, sustentar los intersticios y las estrías y regular el sudor. *(Lingshu. Los órganos Zang).*

❖ Qi de defensa, veloz e intrépido, proviene de la transformación de la comida y el agua, e irriga incesantemente las cuatro extremidades, los músculos y la piel. En el día, fluye por yang (cuerpo superficial) y, en la noche, por yin (cuerpo interior). Comienza en el *Shaoyin* del pie del canal de riñón para penetrar en los cinco órganos zang y seis órganos fu. *(Lingshu. Factores patógenos).*

❖ En días fríos y nublados la sangre tiende a estancarse y qi defensivo tiende a estar durmiente. *(Suwen. Teoría de las ocho temporadas y el espíritu).*

气化 qihua

气化 Transformación de qi

Transformación de qi se refiere a su movimiento que produce cambios transformadores, es decir, el metabolismo y la transformación de la esencia, qi, sangre, los líquidos corporales y la evolución de la vida del ser humano.. En otras palabras, la transformación de qi es el proceso metabólico de transformación de la materia y la energía que da sustento a las actividades vitales. Los órganos zang-fu desempeñan un papel clave en la activación y el mantenimiento de la transformación de qi; su función normal depende de la regulación fisiológica entre los órganos zang-fu. La vida humana depende del intercambio constante de sustancias entre la naturaleza y el cuerpo humano.

Traducciones existentes: Actividad de la energía vital; transformación de qi; actividad de qi; función transformadora de qi.
Traducciones actuales: Transformación de qi; actividad de qi.
Traducción estándar: Transformación de qi.

Descripción: Aunque este término ha sido traducido como "actividad de qi vital", "actividad vital", etc., la traducción que prevalece y más se acerca al significado del término es "transformación de qi", porque "transformar" logra expresar "el movimiento de qi genera y transforma las substancias necesarias del cuerpo humano" y, básicamente concuerda con los principios de la traducción.

Citas:

❖ La vejiga, como encargada de un almacén, es responsable de almacenar los líquidos corporales y descargar la orina a través de la transformación de qi. *(Suwen. Canon secreto escondido en la Mansión de las Orquídeas).*

❖ Cuando la transformación de qi de vejiga es disfuncional, es necesario reforzar qi de riñón para tonificar la vejiga. *(Canon externo de medicina del emperador Amarillo. Reproducción natural).*

❖ El canal del riñón extiende una rama hacia la vejiga, atraviesa la columna vertebral, se reúne con el canal

Du (vaso-gobernador), sale por el ombligo, atraviesa el canal Ren (vaso-concepción), y llega a la vejiga. Aunque la transformación de qi puede alcanzar a la vejiga, el proceso se cumple solo cuando los canales y colaterales están fluidos. *(Canon externo de medicina del emperador Amarillo. Examen y revisión de los canales).*

气机 qiji

气机　Movimiento de qi

El término se refiere al movimiento de qi por los órganos zang-fu, los canales y colaterales, y por todo el cuerpo para estimular y promover sus funciones fisiológicas. El movimiento de qi se manifiesta en ascender, descender, salir y entrar, es decir: sube, baja, sale, entra, atrae, elimina, se dispersa, se concentra, etc., su movimiento es bastante variable. Justo debido al movimiento constante de qi, el cuerpo humano es capaz de exhalar e inhalar, ascender lo claro y descender lo turbio, generar y transformar permanentemente para mantener el metabolismo y las actividades vitales en un estado funcional. El movimiento equilibrado de qi de ascender, descender, salir y entrar es un eslabón importante en el proceso de mantener la vida.

Traducciones existentes: Actividad funcional de la energía vital; movimiento de qi; actividad de qi; qi dinámico.
Traducciones actuales: Movimiento de qi; actividad de qi.
Traducción estándar: Movimiento de qi.

Descripción: Actualmente en China, la traducción más aceptada es "movimiento de qi". Aunque "actividad funcional de la energía vital" es también una traducción correcta, por ser demasiado larga optamos por "movimiento de qi", que ha llegado a ser una traducción sucinta y estándar.

Citas:

- ❖ Los líquidos almacenados en la vejiga no pueden descargarse por sí solos; deben ser transformados por el movimiento de qi para descargarse en forma de orina. *(Suwen. Canon interno de medicina del emperador Amarillo, anotado por Wu, Cap. III).*

- ❖ En primavera, qi se mueve de abajo hacia arriba, arrojando un "pulso flotante", parecido a peces que flotan entre olas. *(Interpretación directa de Suwen del Canon del emperador Amarillo, Cap. II).*

气穴 qixue

气穴 Acupunto

Los acupuntos se refieren a los puntos 腧 (*shu*), son cavernas permeables u orificios que reciben qi transportado por los canales y colaterales. Puesto que los puntos acupunturales se conectan con el qi de los órganos zang-fu y el de los canales y colaterales, así que literalmente se llama puntos de qi 气穴, (*qixue*). Los acupuntos son los sitios que entran, llenan y salen qi y sangre de los órganos zang-fu y de los canales y colaterales, a la vez, son sitios estimulantes donde se realiza el tratamiento de acupuntura y, también los puntos de dolor de algunas enfermedades. Al estar interconectados con los órganos zang-fu, los canales y colaterales, los acupuntos pueden reflejar los cambios fisiológicos y patológicos de los mismos. Por medio de diversos estímulos, como la acupuntura, la moxibustión y el masaje en los acupuntos, se aumenta la inmunidad y se regula el exceso y la deficiencia del cuerpo para prevenir y tratar enfermedades. En algunos casos los acupuntos coadyuvan al diagnóstico.

Traducciones existentes: Punto de acupuntura; punto; acupunto.

Traducciones actuales: Punto de acupuntura; acupunto.
Traducción estándar: Acupunto.

Descripción: Actualmente son incluidos en el diccionario de inglés de Oxford los términos "punto de acupuntura" y "acupunto". La traducción "punto de acupuntura" aparece en ese diccionario en los años treinta del siglo XX, pero no aporta argumentos suficientes para quedarse. "Acupunto", aunque no posee un claro origen, ofrece abundantes frases modelos y descripciones al ser la manera abreviada de "punto de acupuntura". "Punto de acupuntura" se acerca más a 气穴 (*qixue*), mientas que "acupunto" cumple más la debida forma de término.

Citas:

- ❖ Cada acupunto posee su nombre y localización particular por donde entra qi. (*Suwen. Discusión sobre la teoría de yin y yang*).
- ❖ He oído decir que hay 365 acupuntos que corresponden a los días del año. (*Suwen. Teoría de los acupuntos*).
- ❖ Se almacenaron en la habitación dorada y fragante, llamada "morada de los acupuntos". (*Suwen. Teoría de los acupuntos*).

气海 qihai

气海 Mar de qi

Mar de qi se refiere a 膻中 (*danzhong*), donde qi pectoral se concentra y se origina. *Danzhong* se localiza en la parte central del tórax donde se encuentra el pulmón, este promueve la respiración y gobierna el flujo de qi en todo el cuerpo. El pulmón, que conecta los vasos y los canales, distribuye los nutrientes de la comida y el agua para reponer y nutrir el cuerpo. Por ello, *Danzhong* es el "mar de qi", o el "mar superior de qi": lugar de convergencia de qi pectoral. Mar de qi también es el nombre de un acupunto, ubicado en la mitad de la línea media abdominal, indicado para tratar deficiencia, síncope, dolor abdominal, diarrea, menstruación irregular, dismenorrea, hemorragia uterina, leucorrea, emisión seminal, impotencia, enuresis y hernia.

Traducciones existentes: Mar de energía; mar de qi; represa de qi; Qihai (Ren 6).
Traducciones actuales: Mar de *qi*; represa de *qi*.
Traducción estándar: Mar de qi.

Descripción: Qihai, "mar de qi", en la MTC tiene tres significados:
1) Uno de los cuatro mares, en este caso *Danzhong*.
2) 丹田 (*Dantian*), denominado también como "mar inferior de qi".
3) Nombre de acupunto del canal Ren, vaso gobernador.
Sugerimos la traducción "mar de qi" como uso común, su significado dependerá del contexto.

Citas:

- ❖ *Danzhong* es "mar de qi". (*Lingshu. Teoría de los mares*).
- ❖ Qi transformado a partir de los nutrientes de los alimentos se concentra en el pecho y no se mueve, por ello se nombra "mar de qi". (*Lingshu. Los cinco sabores*).
- ❖ El cuerpo humano tiene cuatro mares: mar de médula, de sangre, de qi y de comida y agua. Estos corresponden a los cuatro mares que rodean a China. (*Lingshu. Teoría de los mares*).

气虚 qixu

气虚 Deficiencia de qi

Deficiencia de qi se refiere a la debilidad de qi saludable (energía vital) en el cuerpo humano. Dos razones principales explican la deficiencia de qi:

1) Insuficiencia de la transformación de qi, causada por deficiencia de esencia prenatal o de qi original, por debilidad del bazo y el estómago, así como por funcionamiento anómalo del pulmón, que reduce el volumen de inhalación de aire fresco.

2) Consumo excesivo de qi. Por ejemplo, el cansancio excesivo, las enfermedades febriles contraídas de manera exógena o las enfermedades crónicas de desgaste prolongado pueden llevar al consumo excesivo de qi y, por ende, a la deficiencia de qi. Las manifestaciones clínicas de deficiencia de qi incluyen apatía, fatiga, falta de respiración y sin interés de hablar, mareo, sudoración espontánea, rostro pálido, lengua pálida, pulso débil, etc.

Traducciones existentes: Deficiencia de qi; deficiencia de la energía vital; vacuidad de qi; astenia de qi.
Traducciones actuales: Deficiencia de qi; vacuidad de qi.
Traducción estándar: Deficiencia de qi.

Descripción: Vacuidad alude a "vacío, ausencia, falta"; deficiencia se refiere más a la "insuficiencia o carencia". "Astenia" se acerca más al significado original del concepto, puesto que la deficiencia en MTC generalmente se refiere a la disminución de la capacidad y no de la cantidad. Sin embargo, en los tratados internacionales de MTC ha prevalecido el vocablo "deficiencia" como la traducción predilecta de 虚 (*xu*).

Citas:

❖ El cuerpo se desgasta y las enfermedades lo debilitan cuando qi es deficiente y la esencia se agota. *(Suwen. Discusión sobre las cinco faltas).*

❖ Cuando hay exceso de qi, hay deficiencia de sangre y viceversa; el exceso de sangre produce deficiencia de qi. *(Suwen. Tratado de regulación de los canales).*

❖ El ataque por factores patógenos como frío y viento causa deficiencia de qi y de sangre y, obstrucción de los canales; qi verdadero y patógeno se combaten mutuamente ocasionando el fin de la vida a la edad mediana. *(Lingshu. Los días y los años).*

阳 yang

阳 Yang

Yang es cosa, materia o fenómeno contrario a yin. Gobierna la actividad, el nacimiento, el crecimiento, la claridad y puede transformar la energía. Por lo general, yang representa lo claro, la función, la hiperactividad, la movilidad, el ascenso y la naturaleza caliente. Sus significados pueden resumir en dos aspectos:

1) En la dualidad yin y yang, representa el tiempo, el espacio y la naturaleza que no son yin.

2) Se refiere a qi yang 阳气 (*yangqi*), que conforma qi original del universo como qi de la vida humana.

Traducciones existentes: Yang; yang.
Traducciones actuales: Yang.
Traducción estándar: Yang.

Descripción: Yang, en la dualidad yin y yang, es un concepto filosófico tradicional chino. Su transliteración ha sido ingresada en el Diccionario de Oxford y en los diccionarios chino-inglés de MTC. Ahora es ampliamente aceptada en las lenguas extranjeras debido a la falta de un concepto parecido en el resto de las cosmovisiones del mundo.

Citas:

- ❖ Yin y yang existen al mismo tiempo en el cuerpo humano. Por lo general, lo exterior es yang, lo interior, yin. La espalda es yang, el frente es yin; en cuanto a los órganos zang-fu, los cinco órganos zang son yang, los seis órganos fu son yin. *(Suwen. Palabras verdaderas de la Caja Dorada).*
- ❖ El agua es yin, el fuego es yang. Yang es qi intangible, yin son los sabores tangibles. *(Suwen. Discusión sobre la teoría de yin y yang).*
- ❖ El predominio de yin lesiona yang; el predominio de yang lesiona yin. El predominio de yang causa calor; el de yin, frío. Yin está por dentro para preservar yang; yang se queda afuera para proteger yin. *(Suwen. Discusión sobre la teoría de Yin y Yang).*

阳气 yangqi

阳气 Qi yang

Qi yang, por oposición a qi yin, generalmente se refiere a uno de los dos componentes del universo, opuestos y complementarios entre sí. En términos de función y forma, qi yang es función. En cuanto a la función de los órganos zang-fu, es qi de los seis órganos fu. En cuanto a la dualidad de qi nutricional y qi defensivo, es qi defensivo. En lo que se refiere a la dirección y naturaleza del movimiento, tiende hacia el exterior, es ascendente, exuberante, intenso y ligero. En resumen, qi yang está involucrado en las funciones de calentamiento, generación, transformación y protección.

Traducciones existentes: Energía-yang; qi-yang; qi-yang; yangqi; influencia yang.

Traducciones actuales: Yang qi; yangqi.

Traducción estándar: Qi yang.

Descripción: Actualmente tanto en China como en países extranjeros existe uniformidad sobre la traducción 阳气 (*yangqi*). Puesto que "yang" y "qi" son conceptos filosóficos tradicionales chinos, cuya transliteración fonética es aceptada y ha sido integrada en el Diccionario de Oxford. Por ello, tomamos "qi yang" como término estándar.

Citas:

❖ Durante cuarenta y cinco días a partir del solsticio de invierno y hasta el comienzo de la primavera, qi yang gradualmente asciende mientras que qi yin paulatinamente desciende. *(Suwen. Discusión de diagnóstico de pulsos).*

❖ Qi yang en el cuerpo, durante el día, fluye en el exterior. Al amanecer, comienza a ascender, al mediodía alcanza su nivel máximo y al anochecer desciende mientras que los poros gradualmente se cierran. *(Suwen. Gran ensayo sobre la interacción del qi vital y la naturaleza).*

❖ A la medianoche, qi yang retorna a los pies y los calienta. *(Tratado de los daños por patógeno frío).*

阴 yin

阴 Yin

Yin se refiere a cosas o sustancias opuestas a yang. Es quieto, se encarga del crecimiento y el almacenamiento. Yin constituye la sustancia tangible y generalmente se asocia a lo turbio, material, débil, estático, descendente o frío. Yin también se refiere a "qi yin", uno de los dos componentes que constituyen el qi original del universo y de la vida humana. En la MTC, los movimientos y fenómenos como mantenerse en el interior, concentrarse, permanecer quieto, frío y húmedo, inhibido, descendiente, etc., se consideran yin.

Traducciones existentes: Yin, yin.
Traducciones actuales: Yin.
Traducción estándar: Yin.

Descripción: Yin, en oposición a yang, es uno de los conceptos claves de la teoría de MTC. Actualmente tanto en China como en países extranjeros existe uniformidad sobre la traducción de 阴 (*yin*), y generalmente se toma su transliteración fonética como estándar. Su transliteración en inglés ha sido integrada en el Diccionario de Oxford y es ampliamente aceptada en el mundo, por ello, es también aceptada como la traducción adecuada en español.

Citas:

❖ Al interior, los cinco órganos zang son yin y los seis órganos fu son yang. En cuanto al exterior, los músculos y los huesos son yin, y la piel es yang. (*Lingshu. Longevidad y fortaleza*).

❖ El movimiento de yin se inicia en la frescura, alcanza su clímax en el frío. (*Suwen. Gran teoría fundamental y verdadera*).

❖ El tratamiento con acupuntura consiste en regular yin y yang. Si yin y yang están en armonía, qi esencial crece y resplandece. (*Lingshu. Inicio y fin de los canales*).

阴气 yinqi

阴气 Qi yin

Qi yin, por oposición a qi yang, se refiere a uno de los dos componentes del universo, opuestos y complementarios entre sí. En términos de función y forma, yin es forma. En cuanto a la función de los órganos zang-fu, qi yin es qi de los cinco órganos zang. En cuanto a la dualidad de qi nutricional y qi defensivo, qi yin es qi nutricional. En cuanto a la dirección y naturaleza de su movimiento, todo lo que tiende hacia el interior, hacia abajo, o tiende a lo inhibitivo, lo débili y lo turbio es qi yin. En resumen, los atributos de qi yin en la naturaleza son el frío, la astricción, la turbiedad, la función de eliminar, crear forma, descender, etc.; los atributos de qi yin en el cuerpo humano son el frío, la contracción, la concentración, la función de humedecer e inhibir.

Traducciones existentes: Energía-yin; qi-yin; qi-yin; influencia yin.
Traducciones actuales: Yin qi; yinqi.
Traducción estándar: Qi yin.

Descripción: Actualmente tanto en China como en países extranjeros existe uniformidad sobre la traducción de 阴气 (*yinqi*). Puesto que "yin" y "qi" son conceptos filosóficos tradicionales chinos, cuya transliteración fonética es aceptada y ha sido integrada en el Diccionario de Oxford. Por ello, se toma "qi yin" como término estándar.

Citas:

- ❖ En el primer mes del calendario lunar, qi yang comienza a ascender. Sin embargo, qi yin es aún exuberante, por lo que qi yang aún no puede tener predominio. (*Suwen. Teoría de los canales*).

❖ Deficiencia de yin y exceso de yang provoca calor y angustia. Deficiencia de yang y exceso de yin provoca frío como recién salido de agua helada. (*Suwen. Teoría sobre regulación inversa*).

❖ Cuando qi yin es dominante, sueñas cruzar grandes ríos y sientes temor; cuando qi yang es dominante, sueñas que te quemas en una hoguera y sientes ardor. (*Lingshu. El reflejo de los factores patógenos en los sueños*).

阴阳 yinyang

阴阳 Yin y yang

Yin y yang son conceptos filosóficos fundamentales del pensamiento clásico chino: una dialéctica simple y acabada. La teoría yin y yang de la MTC es la unión entre estos conceptos filosóficos y la práctica de la medicina. Yin y yang incluye dos aspectos principales:

1) Las leyes fundamentales de la naturaleza, el principio y la fuente de la creación, el desarrollo y la transformación de todas las cosas;

2) Al ser contrarios, complementarios, relativos y dialécticos, mutuamente se enraízan, se restringen y se transforman. La teoría yin y yang permea todo el campo de la MTC explicando la estructura corporal del ser humano, la fisiología, la patología, el diagnóstico, la prevención y el tratamiento.

Traducciones existentes: Yin-yang; yinyang; yin y yang; Yin y Yang.
Traducciones actuales: Yin y yang; yin-yang.
Traducción estándar: Yin y yang.

Descripción: Como yin y yang son dos conceptos básicos y contrarios en la antigua filosofía china, por ello, no se usa el guión, sino la conjunción "y" en la traducción. Actualmente su transliteración fonética se acepta como traducción del término.

Citas:

- ❖ Yin y yang, la ley de cielo y de la tierra, el principio de todas las cosas, la madre de todos los cambios, la raíz de la vida y la muerte y la morada del espíritu. *(Suwen. Discusión sobre la teoría de yin y yang).*
- ❖ Desde la antigüedad, yin y yang son la raíz de la vida y de todas las transformaciones del universo. *(Suwen. Gran ensayo sobre la interacción de qi vital y la naturaleza).*
- ❖ Yin y yang tienen nombre mas no forma. Sirven para explicar todas las cosas y fenómenos del universo. Se pueden extender al diez, ampliar a cien, crecer a mil, multiplicar a diez mil y así hasta el infinito. *(Lingshu. Yin y Yang, los días y los años).*

阴平阳秘 yin ping yang mi

阴平阳秘 **Yin está nivelado y yang compactado**

El término se refiere al equilibrio dinámico u homeostasis ordenada, producto de la regulación mutua de yin estable y yang compacto: base y condición necesaria para la salud y la vida. De acuerdo con la teoría yin y yang, solo si yin está quieto y no se consume, si yang está compacto y no se dispersa y si ambos se mantienen en equilibrio dinámico y homeostasis ordenada, entonces la esencia y el espíritu florecen, lo cual se manifiesta en la actividad normal del cuerpo. La interacción y la complementariedad entre yin y yang impulsan la transformación entre materia y materia, materia y energía, a la vez, mantienen el proceso de la vida. La oposición, es decir, la restricción mutua, la creación y constricción mutuas de yin y yang mantienen un estado de equilibrio para que las actividades vitales y las funciones fisiológicas se puedan realizar de manera ordenada y estable.

Traducciones existentes: Yin calmado y yang sonoro; yin florece suavemente y yang es vívido constantemente; Yin es uniforme, mientras que yang es firme; balance entre yin y yang; equilibrio entre yin y yang; Yin está en paz y yang es compacto.

Traducciones actuales: Yin está en paz y yang es compacto; balance entre yin y yang; yin estable y yang compacto.

Traducción estándar: Yin está nivelado y yang compactado.

Descripción: La traducción "balance de yin y yang" no abarca todos los significados del concepto ni corresponde a la sintaxis del chino. "Yin estable y yang compacto" solo destaca yin y yang sin precisar el dinámico estado que intentan mantener los dos. "Yin está nivelado y yang compactado", a su vez, cubre tanto las características lingüísticas como el significado original del concepto.

Citas:

- ❖ Solo cuando yin está nivelado y yang compactado, la esencia y el espíritu son vigorosos. *(Suwen. Gran ensayo sobre la interacción de qi vital y la naturaleza).*
- ❖ Si el hombre puede alcanzar la quietud, qi esencial permanecerá dentro, el fuego podrá alcanzar a *kanhu* (posición norte en los ocho trigramas, morada del agua) y el agua podrá alcanzar a *ligong* (posición sur en los ocho trigramas, sitio del fuego). Entonces, yin está nivelado y yang compactado, qi esencial y qi original permanecerán también equilibrados y concentrados. *(Fórmulas para el alivio universal, Cap. XXXIII).*

阴阳互根 yinyang hugen

阴阳互根 Mutuo arraigo entre yin y yang

Yin y yang se generan y dependen uno del otro, ninguno de los dos puede existir por sí mismo. La existencia de uno es premisa y condición indispensable para la existencia del otro. Por ejemplo, si la premisa es "arriba es yang y abajo es yin", no habrá arriba sin abajo, ni habrá abajo sin arriba, es decir, yin sin yang o yang sin yin. Al mismo tiempo, yin y yang, sobre las bases de la interdependencia, se generan, se promueven y se desarrollan mutuamente. Por ejemplo, la esencia yin es la base sustancial para la generación y la transformación de qi yang en el cuerpo; la preservación de la esencia yin en el interior requiere la consolidación de qi yang. La esencia yin y qi yang son interdependientes y se generan entre sí.

Traducciones existentes: Yin y yang están enraizados entre sí; raíces mutuas de yin y yang; la interdependencia de yin y yang; la interdependencia entre yin y yang.
Traducciones actuales: Raíces mutuas de yin–yang; interdependencia de yin y yang; enraizamiento mutuo de yin y yang.
Traducción estándar: Mutuo arraigo entre yin y yang.

Descripción: Este concepto explica la raíz mutua de yin y yang, donde ninguna de las partes puede existir sin la otra. La traducción "interdependencia" no refleja la raíz mutua de yin y yang, por ello, la traducción más aceptable es "mutuo arraigo entre yin y yan".

Citas:

❖ Yin es la raíz de yang y viceversa. Cuando yin y yang se enraízan y refuerzan mutuamente, qi nutricional y qi defensivo fluyen sin cesar. *(Recetas eficaces de la Casa Ren. Teoría sobre yin y yang).*

❖ El sitio original donde se enraízan yin y yang no es fijo, pero si se insiste, se puede determinar. *(Canon externo de medicina del emperador Amarillo. El mutuo arraigo de los cinco órganos zang).*

❖ Yin y yang se enraízan mutuamente y jamás se separan uno del otro. Cuando yin perece, yang desaparece y viceversa. *(Canon externo de medicina del emperador Amarillo. El colapso de yin y yang).*

阴阳自和 yinyang zihe

阴阳自和 Armonización espontánea entre yin y yang

El término se refiere a la capacidad de autorregulación, mantenimiento y restablecimiento del equilibrio entre yin y yang a través de la oposición y constricción, así como del enraizamiento y reforzamiento mutuo. Para la entidad viva, la armonización espontánea entre yin y yang es la capacidad de autorregulación del estado fisiológico y la restauración del equilibrio en el estado patológico de qi yin y qi yang. La armonización espontánea de yin y yang es la ley del movimiento que revela el mecanismo interno del cuerpo y su capacidad de autocuración.

Traducciones existentes: Armonización espontánea de yin y yang; restauración natural de balance de yin-yang; restablecimiento de equilibrio entre yin y yang; restauración de equilibrio relativo de yin y yang.

Traducciones actuales: Armonía natural de yin-yang; armonización espontánea de yin y yang; equilibrio espontáneo entre yin y yang; restablecimiento de equilibrio entre yin y yang.

Traducción estándar: Armonización espontánea entre yin y yang.

Descripción: Armonización espontánea se refiere a la capacidad de yin y yang de autorregularse y recuperar el equilibrio por sí mismos. Armonía natural se refiere al estado armónico y natural, mientras que armonía espontánea exalta mejor la naturaleza de yin y yang. En comparación con la primera manera de traducción, la segunda corresponde más a su sentido original en chino.

Citas:

❖ Generalmente, en los casos de deterioro de la sangre y los líquidos yin, resultado de tratamientos con sudoración, métodos eméticos o purgantes, hay posibilidad de autocuración si yin y yang pueden lograr una armonización espontánea. (*Tratado de los daños por patógeno frío*).

阴阳交感 yinyang jiaogan

阴阳交感 Interacción entre yin y yang

El término se refiere a la unión entre yin y yang en el proceso de interacción de qi yin y qi yang. La interacción entre yin y yang es la raíz de la creación y el cambio de todas las cosas en el universo; la base de la vida y la premisa para las relaciones de oposición mutua, enraizamiento, crecimiento y declive. Sin la interacción entre yin y yang no puede haber vida ni naturaleza.

Traducciones existentes: Enclave yin-yang; complejo yin-yang; combinación de yin y yang; interacción de yin y yang.
Traducciones actuales: Relaciones de yin y yang; interacción entre yin y yang.
Traducción estándar: Interacción entre yin y yang.

Descripción: De acuerdo con el sentido chino, "interacción" se refiere a la percepción y la unión de yin y yang, es decir, la "acción recíproca" entre los dos. Por ende, "interacción entre yin y yang" se acerca más al significado de la frase en la lengua de origen y corresponde a la tendencia internacional de los términos de MTC.

Citas:

❖ Es natural suponer que qi nutricional y qi defensivo son contenidos uno en el otro. Lo que circula por dentro es qi nutricional, lo que fluye por fuera es qi defensivo. Esa es la ley de yin y yang en el cuerpo. Cuando se dividen son dos, cuando se unen, es uno. *(Canon clasificado, Cap. VIII)*.

阴阳转化 yinyang zhuanhua

阴阳转化 Conversión mutua de yin y yang

El concepto significa que yin y yang, en ciertas circunstancias, se pueden convertir uno en el otro, siendo esa la forma básica del movimiento entre ellos. Es decir, yin puede convertirse en yang y yang puede convertirse en yin. El proceso de conversión puede ser gradual o abrupto. En la fisiología, esto se manifiesta, por ejemplo, en el enraizamiento mutuo de yin y yang, es decir, "yang nace de yin, yin nace de yang", y también en la conversión entre substancia y función. En patología, la conversión mutua de yin y yang se manifiesta en el hecho de que el frío extremo generará calor y el calor extremo generará frío.

Traducciones existentes: Conversión yin-yang; convertibilidad mutua de yin y yang; la transformación de yin y yang entre sí; transformación mutua entre yin y yang; transformación entre yin y yang.

Traducciones actuales: Convertibilidad mutua de yin-yang; inter-transformación de yin y yang; conversión yin-yang. Traducción estándar: Conversión mutua de yin y yang.

Descripción: La conversión mutua y la transformación de yin y yang no son lo mismo. Conversión refleja mejor que transformación la idea del concepto chino. En cuanto a conversión y convertibilidad, conversión expresa estado y proceso y convertibilidad solo expresa capacidad, por lo que conversión es la traducción más acertada.

Citas:

❖ La misma hierba está indicada tanto para tonificar qi yang de corazón y riñón, como para dispersar calor interno por deficiencia. ¿Acaso no es este un ejemplo increíble de la conversión de yin y yang? (*Descripción de materia médica, Cap. XI*).

阴阳消长 yinyang xiaozhang

阴阳消长 **Crecer y menguar de yin y yang**

El término describe el crecimiento y el decrecimiento de yin y yang entre sus límites intrínsecos. Debido a la relación de oposición mutua y arraigo, yin y yang dentro de las cosas y los fenómenos no son estáticos. Su estado natural es crecimiento y decrecimiento constante a costa mutua, manteniendo el equilibrio dinámico en los procesos. Yin y yang en la naturaleza son opuestos, complementarios, relativos y dialécticos. Son su oposición y restricción mutua, el enraizamiento y la promoción mutuos, los que permiten su constante incremento y mengua.

Traducciones existentes: Crecimiento y declinación entre yin y yang; crecer y menguar de yin y yang; flujo natural de yin y yang; flujo y reflujo de yin y yang; crecimiento y decrecimiento relativos de yin y yang; menguar y crecer de yin y yang.

Traducciones actuales: Crecer y menguar de yin-yang; crecimiento y decrecimiento entre yin y yang.

Traducción estándar: Crecer y menguar de yin y yang.

Descripción: "Crecer y menguar de yin y yang" refleja el significado del concepto en la lengua de origen debido a las características intrínsecas de los dos, es decir, son opuestos complementarios, relativos y dialécticos.

Citas:

❖ El frío y el calor son ejemplos del proceso de crecimiento y decrecimiento de yin y yang en la naturaleza; el exceso y la deficiencia son las manifestaciones del crecimiento y el decrecimiento de yin y yang en el cuerpo humano. *(Suwen. Canon interno de medicina del emperador Amarillo, anotado por Wu).*

五行 **wuxing**

五行 **Cinco elementos**

El concepto "cinco elementos", proviene de las cinco sustancias básicas, es decir, agua, fuego, madera, metal y tierra, y sus respectivos movimientos y cambios. La aplicación de los cinco elementos en la MTC, cuyo foco se centra en la relación entre cinco elementos y cinco órganos zang, se ha desarrollado gradualmente como una de las teorías básicas de la medicina tradicional china. La visión holística de la MTC parte de la relación entre la teoría de los cinco elementos y los cinco órganos y los canales que comunican a todo el cuerpo. La observación de los fenómenos naturales, la práctica clínica y la correspondencia con los cinco puntos cardinales y las cuatro estaciones del año han confirmado la íntima relación del hombre con la naturaleza.

Además, los procesos de la generación, restricción, sobrerrestricción y contrarrestricción entre los cinco elementos ilustran la interdependencia y la mutua constricción de los cinco órganos zang. Combinado esto con la teoría yin y yang, puede explicar el principio de prevención y tratamiento de las enfermedades.

Traducciones existentes: Cinco elementos; cinco fases; Wuxing; Wu-xing; cinco interacciones; cinco movimientos.
Traducciones actuales: Cinco fases; cinco elementos.
Traducción estándar: Cinco elementos.

Descripción: Esta traducción ha sido muy controvertida a lo largo de la historia. El concepto "elemento" se refiere a algo estático, pero 五行 (*wuxing*) en la MTC atiende a cinco entes, cuyos movimientos cambiantes constituyen los cambios de yin y yang en el cuerpo humano. "Elemento", aunque ha sido la traducción más común, es un concepto estático y, por ende, no logra englobar el significado del término en chino.

"Fases", por otro lado, se relaciona con las formas físicas y químicas de la materia y con las fases de la luna, por lo que tampoco es una traducción precisa. De acuerdo con la filosofía clásica china, particularmente, de acuerdo con la explicación del señor Feng Youlan, 行 (*xing*) dentro de 五行 (*wuxing*) debe traducirse como verbo y no como sustantivo, pues se refiere a un proceso y a un movimiento. Sin embargo, más allá de estas discusiones, lo cierto es que la traducción más aceptada y representativa ha sido y es "cinco elementos".

Citas:

❖ Los cinco elementos son metal, madera, agua, fuego y tierra. Sus cambios, reflejados en procesos de generación y constricción, ayudan a juzgar la eficiencia de los tratamientos, conocer la condición de qi de los cinco órganos zang, pronosticar y acertar las probabilidades de alivio o la muerte. *(Suwen. Teoría horaria de qi de los órganos zang).*

❖ Los cinco elementos tienen orden; las cuatro estaciones se distinguen. Salud es la circulación de qi en los canales concordante con las cuatro estaciones y los cinco elementos; enfermedad es la circulación discordante de qi. *(Lingshu. Los cinco desórdenes).*

❖ Las cuatro estaciones y los cinco elementos generan los procesos de nacer, crecer, cosechar y almacenar, así como el frío, el calor, la humedad y la sequedad. *(Suwen. Discusión sobre la teoría de yin y yang).*

五行相生 **wuxing xiangsheng**

五行相生 **Generación entre los cinco elementos**

El término se refiere a la interrelación de los cinco elementos, en la cual cada uno engendra, beneficia y promueve a otro en secuencia. El orden de generación es el siguiente: madera engendra fuego, fuego engendra tierra, tierra engendra metal, metal engendra agua y agua engendra madera. En términos de relación de generación, cada uno de los cinco contiene ambos aspectos de "generar" y "ser generado". Tradicionalmente, este tipo de relación se compara con la relación madre-hijo, es decir, el elemento que genera es la madre, mientras que el elemento que es generado, es el hijo. Por lo tanto, la generación entre los cinco elementos significa que un elemento engendra, fortalece y promueve a otro elemento.

Traducciones existentes: El engendrar de los cinco elementos; inter-generación de los cinco elementos; relación de promoción mutua de los cinco elementos; generación mutua de los cinco elementos; intergeneración entre los cinco elementos; generación de cinco elementos/fases.

Traducciones actuales: Generación mutua de cinco fases; generación de cinco elementos; generación entre cinco elementos.

Traducción estándar: Generación entre los cinco elementos.

Descripción: El término refleja el proceso cíclico de generación y promoción entre metal, madera, agua, fuego y tierra. Este proceso no ocurre en pares, por lo tanto, no es correcto usar "generación mutua", el uso de preposición "entre" es más apropiado porque se revela la interrelación entre los cinco elementos.

Citas:

❖ La secuencia de generación entre los cinco elementos es madera, fuego, tierra, metal, y agua. Es un proceso que carece de fin. (*Tratado del bazo y el estómago, Cap. II*).

❖ Durante el año, los cinco elementos (madera, fuego, tierra, metal y agua) siguen la secuencia generativa para dominar el cambio climático de las cuatro estaciones. (*Interpretación directa de Suwen del Canon del emperador Amarillo, Cap. II*).

五行相克 wuxing xiangke

五行相克 Restricción entre los cinco elementos

El concepto connota la relación de restricción entre los cinco elementos. La restricción entre los cinco elementos sigue la siguiente secuencia: madera restringe tierra, tierra restringe agua, agua restringe fuego, fuego restringe metal y metal restringe madera. En la restricción, cada uno de los cinco elementos contiene ambos aspectos de "restringir" y "ser restringido". De acuerdo con el *Canon interno de medicina del Emperador Amarillo* estos dos aspectos se nombran "invicto" y "conquistado", es decir, "restringir" es equivalente a "invicto" y "ser restringido" es igual a "conquistado". Por lo tanto, la restricción entre los cinco elementos significa que un elemento restringe y pone a otro elemento bajo control.

Traducciones existentes: Contención de los cinco elementos; inter-inhibición de los cinco elementos; la relación interactiva (conquista o control) de los cinco elementos; constricción mutua de cinco elementos.

Traducciones actuales: Restricción mutua de las cinco fases; restricción de los cinco elementos; restricción entre cinco elementos/fases.

Traducción estándar: Restricción entre los cinco elementos.

Descripción: El concepto se refiere al proceso de constricción y restricción entre los cinco elementos. Contener es bloquear, controlar (deseos o emociones), inhibir es bloquear, prohibir (proceso, reacción, función) o reducir la actividad de fermento, interactuar es ejercer influencia mutua, restringir es limitar, poner algo bajo control. Por ello, la traducción más aceptada es "restricción entre los cinco elementos".

Citas:

❖ Las hierbas medicinales tienen cinco sabores (ácido, amargo, dulce, picante y salado) que corresponden a los cinco elementos. Estos sabores pueden tonificar o dispersar conforme a la generación y restricción entre los cinco elementos. *(Gran simplicidad de Canon interno del emperador Amarillo, Cap. XIX).*

❖ Según la teoría de la restricción entre los cinco elementos, la enfermedad de un elemento es transmitida a su contraparte restringida. *(Discusión y anotaciones de prescripciones esenciales de la Caja Dorada, Cap. I).*

五行相乘 wuxing xiangcheng

五行相乘 Sobrerrestricción entre los cinco elementos

El concepto se refiere a la excesiva restricción de un elemento sobre otro que originalmente es restringido por el primero. La secuencia de la sobrerrestricción es: madera sobrerrestringe tierra, tierra sobrerrestringe agua, agua sobrerrestringe fuego, fuego sobrerrestringe metal, y metal sobrerrestringe madera. Este fenómeno se debe a dos causas: "exceso" e "insuficiencia". "Exceso" significa que un elemento es demasiado exuberante y ejerce demasiada restricción sobre su elemento restringido, lo que resulta en una condición anormal entre los cinco elementos. "Insuficiencia o deficiencia", por el contrario, significa que un elemento es demasiado débil para combatir la restricción excesiva del otro, y, en consecuencia, se vuelve aún más débil.

Traducciones existentes: Control abrumador de los cinco elementos; inter-invasión de cinco elementos; invasión de los cinco elementos; inter-subyugación entre los cinco elementos; sobremoderación mutua de los cinco elementos.

Traducciones actuales: Sobre-restricción de las cinco fases; sobre-restricción entre los cinco elementos; el sobreactuar entre las cinco fases.

Traducción estándar: Sobrerrestricción entre los cinco elementos.

Descripción: El concepto se refiere a la restricción excesiva entre los cinco elementos, que engloba el sentido de "invadir y restringir aprovechándose del elemento débil". "Control abrumador" alude a "inundar" o "conquistar"; "invasión" significa "penetrar", "dañar" (territorio, derecho o privacidad). "Sobrerrestricción" se aplica al control excesivo. De acuerdo con el contexto, "sobrerrestricción entre los cinco elementos" es una traducción aceptable.

Citas:

❖ Zhang Zhongjing explicó el proceso de sobrerrestricción entre los cinco elementos a partir de las relaciones a favor y en contra del flujo. (*Complemento sobre el pulso, Vol. I*).

五行相侮 wuxing xiangwu

五行相侮 Contrarrestricción entre los cinco elementos

El concepto significa que un elemento que originalmente restringe a otro termina siendo restringido en su lugar. La secuencia es: madera contrarrestringe metal, metal contrarrestringe fuego, fuego contrarrestringe agua, agua contrarrestringe tierra y tierra contrarrestringe madera. Dos causas explican este fenómeno: "exceso" e "insuficiencia". La contrarrestricción causada por el "exceso" significa que un elemento es demasiado exuberante, lo que hace que el elemento que originalmente lo restringe no pueda ejercer su función y en cambio, sea contrarrestringido por él. Por el contrario, la contrarrestricción causada por "insuficiencia" significa que un elemento es demasiado débil para restringir su contraparte en la secuencia natural de contrarrestricción entre los cinco elementos y, por ello, es contrarrestringido en su lugar.

Traducciones existentes: Rebelión de los cinco elementos; inter-insulto de los cinco elementos; violación de los cinco elementos; restricción inversa entre los cinco elementos; restricción inversa de los cinco elementos.

Traducciones actuales: Contra-restricción de las cinco fases; contra-restricción de los cinco elementos; contra-restricción entre los cinco elementos; el contrarrestringir mutuo entre las cinco fases.

Traducción estándar: Contrarrestricción entre los cinco elementos.

Descripción: El concepto se refiere a la restricción adversa entre los cinco elementos a causa de "sobre exceso" o "sobre insuficiencia", por ello, "contrarrestricción" es una traducción aceptable.

Citas:

❖ Tal y como ocurren cambios anormales de "exceso" y "deficiencia" en el clima de las cuatro estaciones, entre yin y yang y los órganos zang-fu se pueden presentar procesos de sobrerrestricción y contrarrestricción. *(Espejo dorado de la medicina, Cap. XVI).*

❖ Cuando la tierra no logra restringir agua, será contrarrestringida por ella, lo cual en el cuerpo se refleja en mayor deficiencia de qi de bazo y estómago. *(Tratado sobre la diferenciación sindromática, Cap. V).*

五行制化 **wuxing zhihua**

五行制化 **Inhibición y transformación entre los cinco elementos**

El concepto se refiere a la interrelación de inhibición y transformación entre los cinco elementos, donde "inhibición y transformación" se contienen entre sí para mantener el equilibrio y la estabilidad de los cinco elementos. La inhibición y la transformación entre los cinco elementos permiten la autorregulación de sus relaciones de inhibición y transformación. Los procesos de inhibición y transformación mutuas son inseparables entre sí, pues sin transformación no hay crecimiento y desarrollo; y sin inhibición, la relación armoniosa no se puede mantener. Por lo tanto, la transformación dentro de la inhibición y la inhibición dentro de la transformación deben existir (simultáneamente), para que se pueda mantener el equilibrio y la coordinación entre las cosas, y, por ende, se promoverán los cambios y el desarrollo estable y ordenado.

Traducciones existentes: Inhibición y generación de los cinco elementos; la promoción y la relación contractiva de los cinco elementos; restricción y generación de los cinco elementos; inhibición y promoción de los cinco elementos.

Traducciones actuales: Inhibición y generación de los cinco elementos; inhibición y transformación entre los cinco elementos.

Traducción estándar: Inhibición y transformación entre los cinco elementos.

Descripción: El concepto se refiere a los procesos de inhibición y transformación entre los cinco elementos, donde "inhibición y transformación" se contienen entre sí para mantener la autorregulación de los cinco elementos. Por ello, algunos traductores unen "generación" y "restricción" para traducir este concepto. Sin embargo, las dos palabras no expresan cabalmente el significado de 制化 (*zhihua*, inhibir y transformar), por lo cual la traducción más aceptada es "inhibición y transformación entre los cinco elementos".

Citas:

- ❖ Los principios de yin y yang, y de las diez mil cosas del universo no se separan de la teoría de la inhibición transformadora de los cinco elementos. (*Interpretación directa del Canon del emperador Amarillo, Cap. III*).
- ❖ En términos de la teoría de "base y manifestación" (raíz y fenómeno), viento es manifestación y fuego es base. (*Discusión sobre el cultivo de la salud, Cap. VI*).

五行胜复 wuxing shengfu

五行胜复 Preponderancia alternada entre los cinco elementos

Este concepto indica que la restauración del equilibrio entre los cinco procesos se basa en la secuencia alternada de los procesos de generación y restricción. La preponderancia alternada entre los cinco elementos es una forma de autorregulación, basada en el principio de restricción. Hay dos situaciones en las que se produce qi de preponderancia:

1) El sobreexceso de un elemento se manifiesta en exuberancia absoluta.

2) La deficiencia de un elemento causa que el otro que lo restringe se vuelva comparativamente exuberante. 复气 (*fuqi*), es decir, qi de retaliación se genera al aparecer primero qi de preponderancia, luego qi de retaliación lo sigue para "vengarlo" y llevarlo al equilibrio. Cuando ocurre desarmonía parcial entre los cinco elementos, este mecanismo permite la autorregulación con motivo de mantener el equilibrio general del organismo.

Traducciones existentes: Predominio de cinco elementos; preponderancia de cinco elementos.

Traducciones actuales: Preponderancia alternativa de cinco elementos; preponderancia alternada entre los cinco elementos.

Traducción estándar: Preponderancia alternada entre los cinco elementos.

Descripción: El término 神 (*sheng*) puede traducirse como preponderancia o predominancia, 复 (*fu*) posee el significado de "fluir cíclico" y también de "vengar", por lo que "preponderancia alternada entre los cinco elementos" es una traducción aceptable.

Citas:

❖ Tez azulada e irascibilidad son manifestaciones del exceso de qi de hígado. Para controlar el exceso, además de equilibrar el hígado (madera), hay que tonificar el pulmón (metal). Esta es la aplicación concreta de la preponderancia alternada de los cinco elementos y el principio guía para la prescripción de medicamentos. *(Chishui Xuanzhu, Cap. VI).*

❖ Los diez cambios del pulso se infieren conforme el principio de la preponderancia alternada entre los cinco elementos. *(Imágenes y explicaciones del Canon de ochenta y un problemas médicos, Cap. II).*

亢害承制 kang hai cheng zhi

亢害承制 **Restringir hiperactividad para mantener el equilibrio**

Cuando uno de los elementos tiende a la hiperactividad, siempre hay otro que lo restringe para restituir el estado de equilibrio relativo. De acuerdo con la teoría de los cinco elementos, cada elemento tiene características duales: generar y restringir. Los dos aspectos son inseparables y se modulan entre sí. Si en la generación hay restricción y viceversa, y ambos se engendran y se restringen mutuamente, existe el equilibrio y la coordinación adecuados que facilitan un desarrollo estable y ordenado.

La generación sin restricción llevará a exceso extremo y eventualmente causará lesión. Por tanto, el exceso debe ser restringido para mantener el equilibrio entre yin y yang, y entre sangre y qi. Entre los procesos de generación y restricción no existe equilibrio absoluto; a veces prevalece la generación y otras, la restricción. A eso se lo llama "en la generación está la restricción" o "en la restricción está la generación". Debido al movimiento cíclico de generación y restricción, es posible mantener el equilibrio e impulsar el crecimiento y el desarrollo.

Traducciones existentes: La hiperactividad de los cinco elementos causa daños, debe ser suprimida; debido a que el exceso trae daño, debe ser restringido; el exceso trae daño y la restricción permite balance.

Traducciones actuales: La hiperactividad es dañina y debe ser restringida; la hiperactividad entre los cinco elementos trae daño y por lo tanto tiene que ser inhibida; la hiperactividad dañina controlada por la armonía; refrenar excesos para adquirir armonía; el exceso incontrolado causa desórdenes; la hiperactividad nociva e inhibición como respuesta; hiperactividad dañina restringida para mantener balance.

Traducción estándar: Restringir la hiperactividad para mantener el equilibrio.

Descripción: El concepto se refiere a la capacidad de los cinco elementos de promoverse y restringirse mutuamente. Sin embargo, si solo hay promoción sin restricción, aparece 亢 (*kang*), es decir, "exceso dañino", que puede traducirse como exceso o hiperactividad. El término "exceso" en la MTC por lo general se emplea como antónimo de "deficiencia" y podría generar confusión, mientras que el prefijo "hiper" en "hiperactividad" refleja el significado de 亢 (kang). La hiperactividad, de por sí, implica anormalidad, por lo que añadirle el adjetivo "dañina" sería sobrecargar innecesariamente el término. 承制 (*chengzhi*), por su parte, implica controlar la hiperactividad de un elemento para restaurar el equilibrio. No hay una yuxtaposición completa entre "hiperactividad" y "restricción", por lo que la traducción: "hiperactividad nociva e inhibición como respuesta", no es la más adecuada. "Restringir la hiperactividad para mantener el equilibrio" se acerca más a su sentido original en chino y se considera la más aceptable.

Citas:

❖ Cuando enfermedades del bazo se transmiten al riñón, debemos reducir el bazo (tierra) y tonificar el pulmón (metal) para nutrir el riñón (agua). Estas son las estrategias de tratamiento y diferenciación sindromática de los cinco órganos zang, basadas en el concepto de restringir la hiperactividad para mantener el equilibrio. *(Tratado sobre enfermedades tísicas, Cap. I).*

❖ Los que practican la medicina han de dominar los principios de "restringir la hiperactividad para mantener el equilibrio" y "generación y transformación" para usarlos sabiamente en la práctica. *(Lecturas y anotaciones sobre medicina, Cap. I).*

五运 wu yun

五运 Cinco circuitos

El concepto se refiere a los cambios de movimiento de qi de madera, fuego, tierra, metal y agua, entre el cielo y la tierra. Estos movimientos se nombran "circuitos" de madera, fuego, tierra, metal y agua respectivamente. El *"Canon interno de medicina del Emperador Amarillo"* 黄帝内经 (*Huangdi Neijing*) aplica la teoría de los movimientos de los cinco qi a los cambios del clima (viento, calor, fuego, humedad, sequedad y frío), para conocer y predecir los cambios del tiempo y su influencia en los cambios fisiológicos y patológicos del cuerpo humano. La misma obra aplica la teoría de los cinco elementos para estudiar las relaciones de generación y restricción en diferentes horas del día (24 horas), y la influencia de las estaciones del año, fechas y horarios sobre el desarrollo de las enfermedades. La teoría de los cinco circuitos es un producto natural de la aplicación de la teoría de la generación y restricción entre los cinco elementos al estudio de las cinco estaciones (primavera, verano, canícula, otoño e invierno) del año y sus ciclos repetitivos.

Traducciones existentes: Cinco períodos; cinco movimientos; moción de cinco elementos.

Traducciones actuales: Cinco mociones; fases de los cinco circuitos; cinco fases evolutivas.

Traducción estándar: Cinco circuitos.

Descripción: Cinco circuitos se refiere a los movimientos de qi y proviene de *"Suwen. Gran discusión sobre la ley de circuitos y cambios en la naturaleza"*. 运 (*yun*) es el movimiento de los cinco qi, es decir: madera, fuego, metal, agua y tierra en el universo. Esto se refiere a un período de tiempo; moción y movimiento se refieren a una actividad o proceso, solo "circuito" exalta la acción de circular. "Cinco fases evolutivas" es una traducción poco precisa y nada recomendable.

Citas:

* ❖ Los cinco circuitos se turnan en su movimiento y, a lo largo de un año, cada uno tiene su período de predominancia. Al final de un año, el ciclo se repite. *(Suwen. Teoría de la manifestación visceral de los seis períodos).*
* ❖ Una vez escuché su explicación sobre las reglas de los cinco circuitos, maestro, sin embargo, su explicación solo se refirió a la predominancia de los diferentes qi a lo largo del año. *(Suwen. Teoría de la manifestación visceral de los seis períodos).*

六气 liuqi

六气 Seis qi

Seis qi son los cambios de los seis factores climáticos, es decir: viento, calor, fuego (calor del verano), humedad, sequedad y frío. Entre los seis qi calor y calor del verano pertenecen a fuego y, en la teoría del movimiento de qi, se nombran fuego ministro y fuego monarca, respectivamente. Cuando los seis qi se combinan con tres yin y tres yang, se llaman *Jueyin* viento madera, *Shaoyin* fuego monarca, *Taiyin* humedad tierra, *Shaoyang* fuego ministro, *Yangming* sequedad metal y *Taiyang* frío agua. La teoría de los seis qi ilustra y predice los cambios climáticos generales y específicos en un año a partir de las doce ramas terrestres y su correspondencia con tres yin y tres yang. Otros conceptos involucrados son qi dominante, qi subordinado y la unión de ambos.

Traducciones existentes: Seis qi; seis tipos de substancia corporal; seis tipos de clima; seis esenciales.

Traducciones actuales: Seis factores climáticos; seis influencias atmosféricas; seis *qi*; seis qi.

Traducción estándar: Seis qi.

Descripción: Seis qi denota los cambios climáticos de la naturaleza y, por ello, se traduce como "seis factores climáticos" o "seis influencias atmosféricas". Sin embargo, en la MTC, ellos están en movimiento constante y se combinan con tres yin y tres yang, y adquieren significados más ricos, razón por la cual, las traducciones previas son poco precisas. Para poder abarcar la enorme riqueza de significados contenidos en los conceptos de la MTC, muchas veces, en las lenguas indoeuropeas, más que traducirlos, es recomendable aceptar la transliteración de los mismos y acompañarla con amplias explicaciones y citas que aclaren su significado. Puesto que el término qi ha sido ingresado en varios diccionarios de inglés y no es necesario ponerlo en cursiva, entonces, 六气 (*liuqi*) puede traducirse como "seis qi".

Citas:

* ❖ El emperador Amarillo dijo: "quiero saber los tiempos exactos (duración) de los seis qi y sus secuencias

de cambio durante el año. *(Suwen. Gran discusión sobre el significado de los qi)*.

❖ Entre los seis qi existen relaciones de dominancia y restricción y cinco tipos de insectos y animales, correspondientes a los cinco elementos. *(Suwen. Gran ensayo sobre las reglas de movimiento de los cinco elementos)*.

❖ En sus cambios, los seis qi pueden ser normales o anormales, dominantes o sometidos, benéficos o patógenos. *(Suwen. Gran discusión sobre el progreso de los seis cambios climáticos)*.

主气 zhuqi

主气 Qi dominante

Qi dominante, conocido como el qi que gobierna un determinado período de tiempo durante el año[2], es el qi preponderante en las distintas estaciones climáticas. Qi dominante gobierna, prevalece, respectiva y cíclicamente, en las veinticuatro fases solares (durante las seis temporadas del año, compuestas cada una de cuatro fases solares). Los períodos de prevalencia de los seis qi comienzan a contar desde el "gran frío" de diciembre del año anterior. La fase del primer qi pasa por "el comienzo de primavera", "agua de lluvia", "el despertar de insectos" y finaliza la noche previa al "equinoccio de primavera". La fase del segundo qi comienza en el "equinoccio de primavera", pasa por "luminosidad pura", "lluvia de granos", "comienzo de verano", y finaliza la noche previa a la "plenitud menor". Desde la "plenitud menor" de abril comienza la fase de dominio del tercer qi que pasa por "cereales en las orejas", "solsticio de verano", "pequeño calor" y termina la noche previa al "gran calor". La fase de dominio del cuarto qi comienza en el período de "gran calor", a mediados de junio, pasa por el "comienzo de

---

2.   Según el calendario *yin*, agrícola o lunar. *(N. del T.)*

otoño", "fin del calor", "rocío blanco" y concluye en vísperas del "equinoccio de otoño". Desde el "equinoccio de otoño", es decir desde mediados de agosto según el calendario lunar, comienza el dominio del quinto qi, que transita por "rocío frío", "escarcha", "comienzo de invierno" y finaliza a mediados de octubre del calendario lunar, en la noche anterior al período "pequeña nevada". La fase de dominancia del sexto qi comienza con "pequeña nevada", pasa por "gran nevada", "solsticio de invierno", "pequeño frío", y termina antes del "gran frío".

Traducciones existentes: Qi climático de anfitrión; qi principal; qi estacional.
Traducciones actuales: Qi dominante; qi principal.
Traducción estándar: Qi dominante.

Descripción: Traducir 主 (*zhu*) como "dominante" logra transmitir la idea de un qi prevaleciente en un período determinado del año. El término "anfitrión" es menos preciso que "dominante", siendo este último capaz de cubrir, en buena medida, el significado original.

Citas:

❖ Qi Po dijo: si aparece qi substitucional, podemos omitir la regla que dice "los trastornos de calor no pueden tratarse con medicamentos de naturaleza caliente", o "los trastornos a causa del frío no pueden ser tratados con medicamentos de naturaleza fría". Esto se debe a que cuando qi dominante manifiesta deficiencia, qi subordinado lo reemplaza. *(Suwen. Gran discusión sobre el progreso de los seis cambios climáticos).*

❖ A lo largo del año, la dominancia de alguno de los seis qi, a saber, sequedad, humedad, frío, calor del verano, viento y fuego, revela las rutinas de los cambios de los seis qi. *(Observación de los circuitos y qi, Cap. I).*

客气 keqi

客气 Qi subordinado

Qi subordinado es la contraparte de qi dominante, junto con este, gobierna por turno los cambios climáticos de las seis estaciones anuales. El ciclo periódico de qi subordinado es de seis años conforme los cambios anuales de ramas terrestres 年支, (*nianzhi*), las características y cambios de ascenso y descenso de qi subordinado, en diferentes fases de un año, son diferentes. Al igual que qi dominante, qi subordinado también divide el año en seis fases, pero sus secuencias son completamente diferentes, ya que qi subordinado comienza con tres yin seguidos por tres yang, organizados en una cierta secuencia espacial, la cual constituye las reglas de las seis fases de qi subordinado.

Traducciones existentes: Factores patógenos; qi patógeno y exógeno; mal exógeno; clima anormal.

Traducciones actuales: Qi intruso; qi subordinado; qi huésped; qi climático de huésped.

Traducción estándar: Qi subordinado.

Descripción: Las traducciones "factores patógenos, *qi* patógeno y exógeno, qi intruso" cubren el significado del viento, el frío, el calor, la humedad, la sequedad y el fuego como factores patógenos de origen externo. Sin embargo, al formar parte de la teoría del movimiento de qi 运气, (*yunqi*), la traducción de "qi subordinado" concuerda con su contraparte "qi dominante". La traducción "huésped" es de hecho más cercana al significado original del término chino, "climático qi de huésped" también lo alcanza a través de añadir "climático", pero para conservar la homogeneidad y la concordancia, la traducción "qi subordinado" es la más adecuada y bien explica la interrelación entre los dos conceptos.

Citas:

❖ Qi subordinado es la contraparte de qi dominante en el contexto de los cambios de seis qi. *(Suwen. Gran discusión sobre el progreso de los seis cambios climáticos, anotado por Wang Bing).*

❖ Las variantes de qi subordinado también son el frío, el calor de verano, la sequedad, la humedad, el viento y el fuego. *(Observación de los circuitos y qi, Cap. I).*

藏象 zangxiang

藏象 Manifestación visceral

El concepto se refiere a las manifestaciones fisiológicas y patológicas externas, a las de los órganos zang-fu y a su correspondencia con las cosas y fenómenos de la naturaleza. 藏 (*zang*) se refiere a los órganos del cuerpo humano, mientras que 象 (*xiang*), atiende a la manifestación; al signo fisiológico y patológico externo, y también cubre las imágenes (formas) anatómicas de los órganos internos y los fenómenos con los que se correlacionan en la naturaleza. La manifestación visceral, además de reflejar la interconexión entre los órganos internos y los fenómenos externos, permite conocer y evaluar objetivamente el estado de los órganos internos a través de sus manifestaciones externas.

Traducciones existentes: Estado de las vísceras; cuadro de los órganos; estado de los órganos zang; manifestaciones externas de los órganos zang.

Traducciones actuales: Manifestaciones de los órganos; manifestación de los zang-fu; manifestación de los *zang-fu*; manifestación visceral.

Traducción estándar: Manifestación visceral.

Descripción: El significado básico de este concepto incluye los órganos internos y sus manifestaciones externas. "Estado de las vísceras" solo indica un estado actual y no cubre la idea de manifestación externa; "cuadro" se refiere a la imágen o al dibujo, que se aleja mucho de su sentido original, por eso, "manifestación" es la traducción más precisa. 藏 (*zang*) se puede traducir como víscera, órgano, zang-fu o *zang-fu*. De estas traducciones, "órgano" tiene el sentido más amplio que resulta menos preciso. "Zang-fu" o *"zang-fu"* pueden ser traducción de los órganos internos, pero son iguales como la transliteración del mismo término, que produce confusión. Partiendo de la homogeneidad y la concordancia, "manifestación visceral" es la más adecuada.

Citas:

- ❖ El Emperador Amarillo preguntó: ¿qué son las manifestaciones viscerales? *(Suwen. Teoría de la manifestación visceral de los seis períodos).*
- ❖ Xiang es forma, imagen, manifestación. Los órganos están adentro y su estado se refleja en sus manifestaciones externas, eso es manifestación visceral. *(Canon clasificado, Cap. III).*

脏腑 zangfu

脏腑 Órganos zang-fu

Es un término colectivo que abarca los cinco órganos zang, los seis órganos fu y los órganos fu extraordinarios. La teoría de zang-fu evolucionó desde la anatomía antigua, que arrojó conocimiento acerca de la forma, la estructura y las funciones de los órganos y vísceras. Por medio de la observación de los fenómenos externos y la aplicación de las teorías de yin y yang y los cinco elementos, se estudiaron las reglas de las actividades funcionales de los órganos zang-fu y sus relaciones con los canales, el cuerpo y los orificios, y con los cambios estacionales.

Este cúmulo de conocimientos, vertido en la "teoría de los órganos zang-fu", abarca los cinco órganos zang, los canales y colaterales que los interconectan, los seis órganos fu, los órganos fu extraordinarios, los tejidos y los orificios, el sistema funcional correspondiente a los cambios estacionales y factores climáticos, dando origen a la teoría holística integral de la manifestación visceral de la MTC.

Traducciones existentes: Zang y fu (vísceras), órganos internos, vísceras e intestinos.

Traducciones actuales: Víscera; intestinos y vísceras; zang y fu órganos; órganos zang-fu; órganos *zang-fu*; órganos zangfu.

Traducción estándar: Órganos zang-fu.

Descripción: La palabra "órgano" es ampliamente usada en la medicina alópata, no permite diferenciar las características y las funciones de los órganos zang en la MTC y tampoco incluye el concepto de órganos fu. "Víscera", por su parte, que corresponde literalmente a zang-fu y abarca los dos, sin embargo no puede diferenciarlos ni puede ser sustituto para zang y fu simultáneamente. "Intestino" se queda corto pues solo abarca uno de los seis órganos fu. Por ello, el uso de la transliteración "órganos zang-fu" cubre con relativa claridad el significado de este fundamental concepto de la MTC, además, como su transliteración ya es tomada como término estándar, por eso no es necesario escribirlo en cursiva.

Citas:

❖ Al hablar de yin y yang de los órganos zang-fu, los cinco órganos zang son de naturaleza yin, los seis órganos fu, de naturaleza yang. (*Suwen. Palabras verdaderas de la Caja Dorada*).

❖ Qi esencial transmitido tonifica internamente los órganos zang-fu y nutre externamente los intersticios. *(Lingshu. Medición de los canales).*

❖ Todo tipo de distensión se presenta fuera de los órganos zang-fu. La piel se distiende a medida que se comprimen los órganos zang-fu y se presiona el tórax. *(Lingshu. Distensión abdominal).*

五脏 wuzang

五脏 Cinco órganos zang

El término abarca el hígado, el corazón, el bazo, el pulmón y el riñón en su aspecto estructural y funcional. También son llamados "cinco órganos zang espirituales" debido a sus roles y participación en las actividades espirituales y mentales, tienen por función fisiológica principal transformar y almacenar qi esencial para nutrir todo el cuerpo. Por ello, no participan en los procesos de transportar comida y agua ni de eliminar los residuos y desechos. Qi esencial debe ser abundante y fluir sin obstrucción para que los nutrientes puedan distribuirse a todo el cuerpo. De lo contrario, pueden ocurrir trastornos por "estancamiento". Los cinco órganos zang almacenan qi esencial y no lo descargan; su estado ideal es "plenitud sin exceso". Además, los cinco órganos zang no solo están estrechamente relacionados entre sí, sino también con los factores y fenómenos correspondientes en la naturaleza. Por ello son el núcleo de la teoría de la manifestación visceral.

Traducciones existentes: Cinco órganos sólidos; cinco vísceras; las cinco vísceras parenquimatosas; las cinco vísceras; los cinco orbes yin.

Traducciones actuales: Cinco vísceras; cinco vísceras-zang; cinco órganos-zang; cinco órganos-zang.

Traducción estándar: Cinco órganos zang.

Descripción: La palabra "parenquimatosa" es un término médico occidental que expresa sustancia. "Cinco órganos sólidos" es una traducción libre, en correspondencia con "seis órganos huecos", una de las traducciones de seis órganos fu 六腑 (*liufu*). Sin embargo, sólido tiene el significado de "denso, abundante", que está en contra de "plenitud sin exceso" de los cinco órganos zang, y es fácil producir ambigüedad. Orbe es esfera y nada tiene que ver con el significado de los cinco órganos zang. La diferencia entre las traducciones actuales consiste en cómo traducir 脏 (*zang*), "víscera" abarca los órganos zang y fu, pero no los diferencia. Por ello, la traducción más coherente se logra con una combinación entre traducción y transliteración fonética, dando como resultado "cinco órganos zang", que incluye hígado, corazón, bazo, pulmón y riñón.

Citas:

- ❖ El riñón gobierna el agua; almacena qi esencial de los cinco órganos zang y los seis órganos fu. Cuando los cinco órganos logran un estado de plenitud, el riñón puede tener suficiente qi esencial para distribuir y descargar. *(Suwen. Teoría verdadera de la remota antigüedad).*
- ❖ Los cinco órganos zang almacenan qi esencial sin descargarlo; por lo tanto, están plenos sin presentar exceso. *(Suwen. Teoría suplementaria de los cinco órganos zang).*
- ❖ Los cinco órganos zang almacenan esencia, espíritu, alma etérea 魂 (*hun*) y alma corpórea 魄 (*po*). *(Lingshu. Qi defensivo).*

六腑 liufu

六腑 **Seis órganos fu**

Los seis órganos fu son un término colectivo que abarca vesícula biliar, estómago, intestino delgado, intestino grueso, vejiga y las tres cavidades viscerales 三焦, (*sanjiao*). Los seis órganos fu están involucrados principalmente en las funciones de digestión y transporte de comida y agua. Su función fisiológica es recibir, transportar y descargar, pero no almacenar; su característica es fluir y su dirección es descendente. Los seis órganos fu reciben, transportan y transforman comida y agua, y después eliminan los desechos del cuerpo, pero no almacenan qi esencial. Cooperan y trabajan en secuencia para cumplir sus respectivas funciones a partir de "llenar y vaciar". Teóricamente, los seis órganos fu no se llenan de alimentos y desechos al mismo tiempo. Si el proceso de vaciado sufre bloqueos, se producirán trastornos. La disfunción en los procesos de transportación y transformación dificultará la digestión de los alimentos, la eliminación de los desechos y qi turbio de los cinco órganos zang, lo cual se traduce en desorden y estancamiento de los cinco órganos zang.

Traducciones existentes: Seis órganos huecos; los seis vísceras huecas; los seis intestinos; los seis orbes yang.

Traducciones actuales: Seis intestinos; seis fu; seis órganos-fu; seis órganos-fu.

Traducción estándar: Seis órganos fu.

Descripción: Seis órganos huecos es una traducción libre para lograr una contraposición a los cinco órganos sólidos. Orbe es "esfera" y nada tiene que ver con el concepto de los seis órganos fu. La diferencia entre las traducciones actuales consiste en cómo traducir 腑 (*fu*), "víscera" abarca órganos zang y fu que no permite la diferenciación de los dos. Entonces, actualmente es aceptable la traducción de "seis órganos" junto con el fonema chino "fu", que refleja mejor la característica del término.

Citas:

❖ Hígado, corazón, bazo, pulmón y riñón son todos de naturaleza yin; vesícula biliar, estómago, intestino grueso, intestino delgado, vejiga y las tres cavidades viscerales (*sanjiao*), son de naturaleza yang. *(Suwen. Palabras verdaderas de la Caja Dorada).*

❖ Los seis órganos fu son responsables de digerir, absorber, transportar y eliminar lo que uno come; por ello, se llenan, pero no pueden estar llenos. *(Suwen. Teoría suplementaria de los cinco órganos zang).*

❖ Los seis órganos fu están involucrados principalmente en la absorción de comida y agua, así como en la transformación y transportación de las sustancias digeridas. *(Lingshu. Qi defensivo).*

奇恒之腑 qi heng zhi fu

奇恒之腑 Órganos fu extraordinarios

Los órganos fu extraordinarios es un término colectivo que abarca cerebro, médula, huesos, vasos sanguíneos, vesícula biliar y útero. Sus funciones son similares a las funciones de los cinco órganos zang que almacenan qi esencial. Con excepción de la vesícula biliar, que pertenece también a los seis órganos fu, ninguno de los restantes presenta una relación interior–exterior con los órganos zang-fu ni está entrelazado por los doce canales. Sin embargo, los órganos fu extraordinarios sí tienen relación con los ocho canales extraordinarios.

Traducciones existentes: Órganos huecos peculiares; los órganos internos inusuales; los órganos extraordinarios.

Traducciones actuales: Órganos extraordinarios; vísceras-fu extraordinarias; órganos-fu extraordinarios; órganos-*fu* extraordinarios.

Traducción estándar: Órganos fu extraordinarios.

Descripción: Dado que 奇恒 (*qiheng*) significa "diferente a lo ordinario", optamos por el término "extraordinario" para su traducción. De las traducciones como "peculiar", "inusual" y "extraordinario", se usa más el último. Los órganos fu extraordinarios, en su mayoría, son huecos y su morfología se aproxima a los seis órganos fu, por ende, se ha sido traducido como "órganos huecos". Sin embargo, su función, al igual que los órganos zang, es almacenar sin descargar, así que no se recomienda usar el adjetivo "hueco". De acuerdo con los principios de homogeneidad y concordancia de la traducción de términos, sugerimos el uso de "órganos fu extraordinarios".

Citas:

❖ Cerebro, médula, huesos, vasos sanguíneos, vesícula biliar y útero son generados por qi de tierra. Almacenan el yin y se asemejan a la tierra bondadosa. Por su naturaleza de almacenar y no descargar, se denominan "órganos fu extraordinarios". *(Suwen. Teoría suplementaria de los cinco órganos zang).*

❖ La vesícula biliar es hueca, y por eso se clasifica entre los seis órganos fu. Sin embargo, puesto que almacena y no descarga, puede entrar también en la categoría de los cinco órganos zang. El canal *Shaoyang* del pie (canal de la vesícula biliar) es mitad externo y mitad interno, por lo que a la vesícula biliar también se le conoce como el "ministro de justicia" u "órgano fu extraordinario". *(Canon clasificado, Cap. III).*

形脏 xingzang

形脏 Órganos físicos

El término se refiere a los órganos internos con forma y cuerpo, tales como estómago, intestino delgado, intestino grueso y vejiga. Son la contraparte de los órganos espirituales, forman parte de la categoría de los seis órganos fu y su función es digerir, absorber, transformar y transportar la comida y el agua, así como vaciar los desechos del cuerpo. El nombre "órganos físicos" únicamente se entiende en función de su contraparte, los órganos espirituales, encargados de gobernar las actividades mentales.

Traducciones existentes: Vísceras físicas; órganos substanciales; órganos que contienen substancia visible.
Traducciones actuales: Órganos que contienen substancias visibles; órganos que contienen materiales.
Traducción estándar: Órganos físicos.

Descripción: El término se refiere a los órganos que contienen en su interior las substancias tangibles. Las traducciones "órganos que contienen substancias visibles" u "órganos que contienen materiales" expresan el significado, pero son, en realidad, descripciones largas y ambiguas. "Órganos substanciales" o "vísceras físicas", por su parte, alcanzan también el sentido del concepto y literalmente concuerdan con el término. Sin embargo, de acuerdo con la traducción de "los cinco órganos zang" y "los seis órganos fu", que usa "órgano" para precisar el concepto, por ello, la denominación más aceptable es "órganos físicos" como contraparte de "órganos espirituales".

Citas:

❖ Los cuatro órganos físicos, sumados a los cinco espirituales, dan un nueve que corresponde a los nueve qi celestiales. *(Suwen. Teoría de la manifestación visceral de los seis períodos).*

❖ Los órganos físicos almacenan sustancias tangibles [...]. Estos órganos que contienen sustancias tangibles incluyen el estómago, el intestino delgado, el intestino grueso y la vejiga. *(Anotaciones colectivas de Suwen del Canon interno de medicina del Emperador Amarillo, Cap. II).*

神脏 shenzang

神脏 Órganos espirituales

El término se refiere a los cinco órganos zang, es decir, hígado, corazón, bazo, pulmón y riñón, quienes gobiernan las actividades mentales y espirituales y participan en ellas. De acuerdo con la MTC, las actividades mentales se pueden clasificar en espíritu, alma etérea, alma corpórea, pensamiento y fuerza de voluntad, correspondientes de manera respectiva a los cinco órganos zang, es decir: corazón, pulmón, hígado, bazo y riñón albergan el espíritu, el alma corpórea, el alma etérea, las ideas y la fuerza de voluntad, respectivamente. La plenitud de qi esencial de los cinco órganos zang se manifiesta en la rapidez, el ingenio, la respuesta rápida, la buena memoria y el sueño profundo. La insuficiencia, por otro lado, está asociada con respuesta lenta y torpe, memoria deficiente, insomnio y sueños profusos. De hecho, los cinco órganos zang están estrechamente relacionados con las actividades espirituales del cuerpo humano, por ello, se les denomina también como "cinco órganos zang espirituales".

Traducciones existentes: Cinco órganos zang.
Traducciones actuales: Vísceras espirituales; órganos espirituales.
Traducción estándar: Órganos espirituales.

Descripción: En correspondencia con los órganos físicos, y debido a su estrecha relación con las actividades mentales y espirituales, podemos denominar los cinco órganos zang como "órganos espirituales", que significa órganos donde se asientan las emociones. "Cinco órganos zang" también ha sido una de las traducciones, sin embargo, partiendo de la homogeneidad y concordancia con el término original, es mejor traducirlo como "órganos espirituales".

Citas:

❖ Los órganos espirituales se refieren al hígado, corazón, bazo, pulmón y riñón. Ellos albergan qi intangible, por ello se llaman "espirituales". *(Interpretación directa de Suwen del Canon del Emperador Amarillo, Cap. II).*

❖ Los cinco órganos zang albergan el espíritu y por ello se nombran órganos espirituales. *(Anotaciones colectivas de Suwen del Canon interno de medicina del Emperador Amarillo, Cap. II).*

心 xin

心 Corazón

Siendo uno de los cinco órganos zang, el corazón está ubicado en el tórax por encima del diafragma y envuelto por el pericardio. Está involucrado principalmente en gobernar la sangre y los vasos, y albergar el espíritu. Dado que sus dos funciones desempeñan un papel importante en todas las actividades de la vida humana, el corazón es considerado como el "monarca de todos los órganos", "la raíz de la vida" y el "gran gobernador de los cinco órganos zang y los seis órganos fu". Entre los cinco elementos, el corazón se asocia con el fuego y el calor de verano, por lo que es yang dentro de yang. En el cuerpo, se conecta con todos los canales y la sangre, su orificio[3] es la lengua, manifiesta su condición en el brillo de la cara, se asocia con el sudor y su emoción es la alegría. Lo conecta el canal de corazón *Shaoyin* de la mano, y completa la relación interior-exterior con su contraparte, el canal del intestino delgado *Taiyang* de la mano.

Traducciones existentes: Corazón; núcleo; Xin.
Traducciones actuales: Corazón; corazón MTC.
Traducción estándar: Corazón.

Descripción: No hay mucha polémica con respecto a la traducción de este concepto. Sin embargo, debido a las múltiples connotaciones del "corazón" en la MTC, que resultan más ricas que en las de medicina occidental, para distinguirlo, a veces se pone en mayúscula la primera letra de la palabra y, en otras, se conserva su transliteración fonética. Sin embargo, actualmente, la traducción más aceptable es "corazón". Cuando la OMS desarrolló la CIE-11, para distinguir el concepto entre las dos medicinas, al lado de la palabra "corazón" añadió MTC.

Citas:

- ❖ El corazón es el órgano monarca por excelencia y alberga el espíritu. *(Suwen, Canon secreto escondido en la Mansión de las Orquídeas).*
- ❖ El corazón es la raíz de la vida, el almacén del espíritu. Su condición se manifiesta en el brillo de la cara y su vigor, en los vasos sanguíneos. Entre los yang, es *Taiyang* (yang mayor) y se relaciona con qi de verano. *(Suwen. Teoría de la manifestación visceral de los seis períodos).*
- ❖ El corazón es el monarca de los cinco órganos zang y los seis órganos fu. También es la morada del espíritu. *(Lingshu. Factores patógenos).*

---

3.   Cada órgano en la MTC posee su respectivo orificio en la superficie del cuerpo.

心气 **xinqi**

心气 **Qi de corazón**

Qi de corazón se refiere a qi esencial del corazón, es la base sustancial y fuerza motriz de las actividades funcionales del corazón. Qi esencial de todo el cuerpo llega al corazón para impulsar su latir, promover la circulación de la sangre y mantener en estado óptimo al espíritu. Abundante qi de corazón garantizará un latido fuerte, circulación sanguínea regular, espíritu pleno y vigoroso. Qi de corazón está relacionado con la lengua: si qi de corazón está en armonía, la lengua puede distinguir los cinco sabores.

Traducciones existentes: Energía del corazón; qi cardíaco; el Qi (actividades funcionales) del corazón.
Traducciones actuales: Qi de corazón; *qi* de corazón.
Traducción estándar: Qi de corazón.

Descripción: Qi, como término característico de la MTC, ya forma parte del vocabulario de diversas lenguas occidentales y, por ello, traducirlo como "energía" ya no es adecuado. "Cardíaco" es un concepto de la medicina alópata y la tendencia del vocabulario de la MTC es evitar el uso de conceptos ligados a la medicina occidental para evitar confusión y ambigüedad. La traducción "el qi (actividades funcionales) del corazón" parece más una explicación sin lograr la sencillez formal. Dada la particularidad del concepto, quizás la traducción más adecuada sería sencillamente emplear la transliteración fonética "xinqi". Sin embargo, debido a la existencia de otros conceptos que se relacionan con corazón, tales como "sangre de corazón", "yin de corazón", "yang de corazón", etc., consideramos el uso de "qi de corazón" como el término más adecuado.

Citas:

- ❖ El corazón gobierna los vasos sanguíneos y los vasos sanguíneos almacenan el espíritu. La deficiencia de qi de corazón conducirá a la tristeza, mientras que el exceso de qi de corazón, a la risa incesante. *(Lingshu. La raíz del espíritu)*.
- ❖ Qi de corazón se relaciona con la lengua; si qi de corazón es normal, uno puede distinguir los cinco sabores. *(Lingshu. Medición de los canales)*.
- ❖ Qi de corazón comienza a decaer después de los sesenta años de edad. Como resultado de la disminución de qi y sangre, predominan la preocupación, la tristeza y las ganas de permanecer acostado. *(Lingshu. Los días y los años)*.

心血 xinxue

心血 Sangre de corazón

El término se refiere a la sangre gobernada por el corazón y representa la base material para las actividades espirituales. Propulsada por qi de corazón, circula por los vasos para nutrir e irrigar todo el cuerpo. Dado que nutre el corazón, la sangre del corazón desempeña un papel vital en la regulación de los vasos sanguíneos y las actividades mentales y emocionales. Aunque el flujo suave de la sangre de corazón depende de la propulsión de qi de corazón, la abundante sangre en el corazón es un requisito previo para la circulación sanguínea regular. La sangre de corazón es la base sustancial para las actividades mentales y, por ello, la agilidad y el pensar profundo se dificultan cuando no es abundante.

Traducciones existentes: Sangre de corazón; sangre cardíaca; Sangre de Corazón.
Traducciones actuales: Sangre de corazón.

Traducción estándar: Sangre de corazón.

Descripción: Esta traducción es aceptable puesto que expresa en buena medida el significado del concepto en chino y concuerda con las traducciones del resto de los conceptos asociados, entonces ya es un estándar internacional.

Citas:

❖ El agotamiento de la sangre de corazón causa palpitaciones severas. *(Prescripciones de clan yan para salvar la vida - Palpitación y amnesia).*

❖ El agotamiento de la sangre de corazón conduce a la hiperactividad del fuego yang en medio de yin, causando inquietud que resulta en insomnio. *(Síntomas, causas, pulsos y tratamientos. Ensayo del insomnio).*

心阳 xinyang

心阳 Yang de corazón

Yang de corazón, correlacionado con yin de corazón, se refiere a qi yang de corazón. Su función es activar, promover y calentar. Al calentar y nutrir el corazón, promueve su actividad fisiológica y restringe el yin de corazón para prevenir el exceso de frío interno. Esto asegura que el latido de corazón se ajusta a las actividades del cuerpo humano. En términos de funciones fisiológicas, yang de corazón juega un papel vital, pues gobierna la sangre y los vasos y almacena el espíritu. Por un lado, yang de corazón y qi de corazón impulsan la circulación sanguínea regular y, por el otro, yang de corazón calienta y nutre para asegurar y regular el flujo suave de sangre. En términos de actividad mental, el espíritu requiere ser nutrido por sangre de corazón y yin de corazón. Además, el calor y estímulo de yang de corazón permite elevar el ánimo, ganando vitalidad y bienestar.

Traducciones existentes: Yang cardíaco; yang-corazón; el Yang (función vital) del corazón, especialmente la función del sistema cardiovascular en general.

Traducciones actuales: Yang-corazón; yang de corazón.

Traducción estándar: Yang de corazón.

Descripción: Por su relación con la medicina occidental, "yang de corazón" no puede involucrar el término "cardíaco". El resto de las traducciones, por ejemplo, "el yang (función vital) del corazón, especialmente la función del sistema cardiovascular en general" es una explicación y no se recomienda. Aunque el uso de guión (yang-corazón) enfatiza que "yang de corazón" es un concepto integral, no lo usan en "qi de corazón", "sangre de corazón", "yin de corazón", etc., entonces, es preferible eliminar el guión para mantener la uniformidad de la terminología.

Citas:

❖ La estrategia de tratamiento de los síndromes de frío es tonificar yang de corazón; y en los síndromes de calor es nutrir yin de riñón. La maravilla consiste en tratar la raíz de la enfermedad buscando sus causas. *(Lectura obligada de los médicos ancestrales, Cap. I).*

❖ La deficiencia extrema de la sangre de corazón conducirá a la hiperactividad de yang de corazón, caracterizada por lengua carmesí poco irrigada, inquietud e insomnio. La decocción agregada de nutrición de corazón puede recetarse para aliviar los síntomas. *(Lo refinado en la medicina recordada, Cap. II).*

心阴xinyin

心阴 Yin de corazón

Yin de corazón se refiere a la esencia yin de corazón. Opuesto a yang de corazón, sus funciones son inhibir, calmar, guardar, nutrir y humectar. Yin de corazón es una de las sustancias básicas que mantienen las funciones fisiológicas del corazón. Principalmente nutre el corazón y restringe yang de corazón, evitando así el ascenso excesivo del fuego que puede provocar hiperactividad. De esta manera, se puede mantener un latido regular del corazón, lo cual a su vez se refleja en la calma del espíritu. Aunque tanto yin de corazón como sangre de corazón son atributos yin, difieren en su función. Es decir, mientras que sangre de corazón nutre el corazón, yin de corazón apacigua y contiene.

Traducciones existentes: Yin cardíaco; yin-corazón; yin de corazón; el Yin (esencia vital) del corazón, especialmente los fluidos del corazón.
Traducciones actuales: Yin-corazón; yin de corazón.
Traducción estándar: Yin de corazón.

Descripción: Por su relación con la medicina occidental, "yin de corazón" no puede involucrar el término "cardíaco". El resto de las traducciones, por ejemplo, "el Yin (esencia vital) del corazón, especialmente los fluidos del corazón", es una explicación y no se recomienda. Aunque el uso de guión (yin-corazón) enfatiza que "yin de corazón" es un concepto integral, no lo usan en "qi de corazón", "sangre de corazón", "yang de corazón", etc., entonces, es preferible eliminar el guion para mantener la uniformidad de la terminología.

Citas:

❖ La deficiencia de yin de corazón se caracteriza por pulso creciente en la región del corazón sin otras afecciones aparentes. También se presenta boca seca, sudor, irritación, flujo sanguíneo ascendente e hiperactividad de yang de corazón. La decocción de cuerno de rinoceronte (o de toro) y *Rehmannia glutinosa* puede recetarse para aliviar los síntomas mencionados. *(Registros de casos de cuatro grandes médicos selectos por Liu Baozhi. Caso médico del edificio Jingxiang).*

❖ Dendrobium (*Caulis Dendrobii*) nutre yin de estómago; la raíz de Glehnia coasial (*Radix Glehniae*) nutre yin de pulmón, y el tubérculo Lilyturf enano (*Radix Ophiopogonis*) nutre yin de corazón. *(Origen de las enfermedades por calor, Vol. II).*

心主神明 xin zhu shenming

心主神明 Corazón gobierna la mente

Este término, que también se conoce como "corazón alberga la mente", significa que el corazón gobierna las actividades fisiológicas y psicológicas del cuerpo humano. Aquí, 神明 (*shenming*) se refiere a las actividades mentales superiores, gobernadas por el corazón, tales como los sentimientos, la conciencia y el pensamiento. "Corazón gobierna la mente" denota dos niveles de significado:

1) El corazón coordina y regula las funciones fisiológicas de todos los órganos zang-fu y tejidos en el cuerpo humano.

2) El corazón incide en la cognición, las emociones y la conciencia. La capacidad del corazón de gobernar el espíritu se refleja en los estados de conciencia, el pensamiento, el sueño y las emociones. Si el corazón está en su estado fisiológico normal, sus manifestaciones son vitalidad completa, conciencia sana, respuesta rápida, mente ágil y sueño sano.

Traducciones existentes: El corazón controla las actividades mentales y emocionales; el corazón gobierna la mente; el corazón domina las actividades mentales; el corazón está a cargo de las actividades mentales, incluyendo la conciencia y el pensamiento; la disfunción del corazón puede provocar insomnio, amnesia, impedimento de la conciencia, psicosis, etc.

Traducciones actuales: Corazón gobierna la luz del espíritu; el corazón gobierna las actividades mentales; el corazón está a cargo de las actividades mentales; corazón controla la mente; corazón controla la actividad mental.

Traducción estándar: Corazón gobierna la mente.

Descripción: 神明 (*shenming*) se refiere al espíritu o a la mente, es el término que engloba las actividades de la vida, la cognición y la conciencia. "Espíritu" simplifica los múltiples significados del concepto. "Luz del espíritu" es una traducción literal y no se usa con frecuencia. Algunos especialistas consideran que 明 (*ming*) se relaciona, en cierta medida, con la inteligencia y el pensamiento, es decir, abarca lo mental y lo espiritual, por ende, una de las traducciones ha sido "actividades mentales y emocionales". "Mente", a su vez, por incluir amplios sentidos llega a ser una traducción aceptable. 主 (*zhu*), por su parte, significa "gobernar", "controlar", "estar a cargo". Entre estas posibilidades, "gobernar" es la más precisa porque indica la idea de que "el corazón gobierna porque es el órgano monarca".

Citas:

- ❖ El corazón gobierna la mente; por ello, cuando funciona con normalidad, los demás órganos también lo harán. *(Interpretación directa de Suwen del Canon del Emperador Amarillo, Cap. II).*
- ❖ El hígado gobierna el flujo y la descarga, el corazón gobierna la mente, el pulmón gobierna la respiración de qi y el riñón gobierna la recepción de qi. *(Lecturas y anotaciones sobre medicina, Cap. IV).*

心主血脉 xin zhu xue mai

心主血脉 Corazón gobierna sangre y vasos

El término se refiere a la función de qi de corazón que impulsa y regula la circulación constante de la sangre en los vasos y proporciona nutrientes a todo el cuerpo. Se manifiesta en dos aspectos:

1) El corazón gobierna la sangre, significa que qi de corazón impulsa la sangre a circular en los vasos, transportando nutrientes a los órganos zang-fu, tejidos y orificios del cuerpo. El corazón también posee la función de generar sangre, es decir, los alimentos y el agua asimilados por el estómago y el bazo se convierten en esencia, y después en qi nutricional y líquidos que, por medio de yang de corazón, se transforman en sangre.

2) El corazón gobierna los vasos significa que qi de corazón impulsa y regula el pulso, así como la contracción y expansión de los vasos para asegurar el flujo suave de la sangre.

Traducciones existentes: El control de sangre por el corazón; el corazón controla la circulación de sangre; el corazón controla circulación de sangre.

Traducciones actuales: Corazón gobierna la sangre y los vasos; el corazón gobierna circulación de sangre; corazón controla circulación de sangre; corazón gobierna sangre y vasos.

Traducción estándar: Corazón gobierna sangre y vasos.

Descripción: La traducción debe incluir tanto sangre como vasos, por lo que "el corazón controla la sangre" o "la circulación sanguínea" no son traducciones precisas, sino se recomienda el uso de "sangre y vasos". A la vez, el concepto tiene una estructura sujeto-predicado, entonces, hay que mantener la misma forma gramatical en la traducción. Entre "controlar" y "gobernar", el segundo corresponde más al significado del término en chino y permite unificar diversas nomenclaturas.

Citas:

- ❖ El corazón gobierna la sangre y los vasos. *(Suwen. Teoría de la flaccidez).*
- ❖ El corazón, quien gobierna la sangre y los vasos sanguíneos, es el monarca de los cinco órganos zang. *(Tratado sobre las causas y manifestaciones de diversas enfermedades· Estancamiento de sangre).*
- ❖ El corazón gobierna la sangre y los vasos sanguíneos, por ello, fuego exuberante resulta en agotamiento de la sangre. *(Canon clasificado, Cap. VI).*

心包络 Xinbaoluo

心包络 Pericardio

El pericardio, en chino 心包 (*xinbao*) o 膻中 (*danzhong*)[4], es el tejido periférico que rodea y protege al corazón. De acuerdo con la teoría de los canales, el canal de pericardio *Jueyin* de la mano y el canal de tres cavidades viscerales *Shaoyang* de la mano se coordinan y forman relación interior-exterior, por lo que el pericardio pertenece a los órganos zang. El corazón es el monarca del cuerpo humano y no debe ser invadido por factores patógenos externos. Por lo tanto, cuando factores patógenos exógenos atacan al corazón, el pericardio es siempre el primero en recibir el impacto y por ello funge como el protector del corazón.

Traducciones existentes: Cubierta de corazón (pericardio); pericardio.

Traducciones actuales: Red y vasos pericardinos; pericardio; pericardio[MTC].

Traducción estándar: Pericardio.

---

4.   Véase también "mar de qi".

Descripción: El pericardio es el tejido periférico que rodea el corazón, por ello, se ha traducido como "cubierta de corazón". Sin embargo, más que una traducción es una descripción literal y coloquial y poco apropiada para ser el término. El resto de las traducciones son poco precisas y "red y vasos pericardinos" es un concepto de la medicina alópata. Algunos especialistas consideran que se puede usar "pericardio" de la medicina occidental para indicar el término de la MTC, por ello, la traducción "pericardio" parece la más adecuada. Cuando la OMS conformó el vocabulario de la MTC, decidió agregar, al lado de pericardio, MTC para distinguir el concepto entre las dos medicinas.

Citas:

❖ El canal de pericardio *Jueyin* de la mano comienza en el pecho y entra en el pericardio. Continúa descendiendo a través del diafragma y luego conecta sucesivamente las tres cavidades viscerales (*sanjiao*) ubicadas en el pecho y el abdomen. *(Lingshu. Los canales).*

❖ Todos los factores patógenos externos que apuntan al corazón invaden primero al pericardio. *(Lingshu. Factores patógenos).*

❖ El pericardio es el ministro del corazón; por ello, su función es proteger las funciones del corazón. *(Canon externo de medicina del Emperador Amarillo - Examinación y revisión de los Canales).*

心肾相交 xin shen xiangjiao

心肾相交 Coordinación entre corazón y riñón

También conocido como "coordinación entre fuego y agua", el concepto se refiere a la armonía y equilibrio entre el corazón y el riñón. Yang de corazón desciende al riñón, lo nutre, y evita que el agua del riñón se enfríe. Yin de riñón asciende al corazón, nutre yin de corazón y previene la hiperactividad de yang de corazón. De esta manera, el corazón y el riñón, fuego y agua, yin y yang, y parte superior e inferior se conectan y se ayudan mutuamente para lograr armonía y equilibrio. El agua del riñón se enfriará sin el calor de fuego del corazón; y el fuego de corazón estará demasiado caliente y seco sin la nutrición y la humedad de yin de riñón. Solo cuando corazón y riñón, yin y yang, y la parte superior y la inferior se conectan y se ayudan entre sí, las funciones del corazón y el riñón pueden coordinarse y equilibrarse.

Traducciones existentes: Relación de ayuda y regulación mutua entre el corazón y el riñón; las funciones del corazón y riñón guardan equilibrio; la armonía entre el corazón y riñón.

Traducciones actuales: Armonía entre corazón y riñón; coordinación del corazón y riñón; interacción corazón-riñón; función equilibrada entre el corazón y el riñón; interacción corazón-riñón; el corazón y el riñón interactúan; coordinación entre el corazón y el riñón.

Traducción estándar: Coordinación entre corazón y riñón.

Descripción: 交 (*jiao*) significa "interactuar", "coordinar". "Armonía" o "equilibrio", solo alude al resultado de la interacción, mas no al proceso. Por el contrario, "interacción" destaca el proceso, mas no el estado coordinado entre el corazón y el riñón, por ello el uso de "coordinación" es el más adecuado.

Citas:

❖ Habiendo buena coordinación entre el corazón y el riñón, es decir, entre fuego y agua, ¿qué enfermedad te puede atacar? (*Recetas eficaces de la Casa Ren, Cap. XXII*).

❖ La buena coordinación entre el corazón y el riñón, es decir, entre fuego y agua, es ley. (*Principios para la profesión médica, Cap. I*).

❖ Por lo tanto, si el corazón y el riñón se coordinan, habrá equilibrio entre fuego y agua; si el corazón y el riñón se desconectan y no se coordinan, fuego y agua no pueden permanecer en armonía. (*Canon externo de medicina del Emperador Amarillo - Fuego de corazón*).

肺 fei

肺 Pulmón

El pulmón, uno de los cinco órganos zang, se encuentra ubicado a la izquierda y derecha del tórax, por encima de todos los demás órganos zang-fu. Sus lóbulos son frágiles y propensos a la invasión de factores patógenos tales como frío, calor, sequedad y humedad. Dado que su orificio es la nariz y se manifiesta en la piel y el vello corporal, está estrechamente asociado con la naturaleza y es particularmente vulnerable al ataque de factores patógenos externos. Sus funciones generales abarcan la dispersión, la depuración y el descenso; específicamente gobierna qi y a la respiración y regula el paso del agua.

Además, dado que los canales y vasos convergen en el pulmón, este tiene por función ayudar al corazón a promover la circulación de la sangre. En los cinco elementos pertenece a metal; es yin dentro de yang y está relacionado con qi de otoño. En el cuerpo, regula la piel; su orificio es la nariz; se manifiesta en el vello corporal; su fluido es el moco; alberga el alma corpórea y su emoción es la tristeza y melancolía. Lo conecta el canal de pulmón *Taiyin* de la mano, y completa la relación interior-exterior con su contraparte el canal de intestino grueso *Yangming* de la mano.

Traducciones existentes: El pulmón; el orbe pulmonar; pulmón; pulmones; Fei.
Traducciones actuales: Pulmón; pulmónMTC.
Traducción estándar: Pulmón.

Descripción: "Pulmón" es la traducción predilecta de 肺 (*fei*). A pesar de que el órgano se divide en dos lóbulos, al entenderse dentro de la MTC como una unidad, sugerimos emplear el singular y no el plural "pulmones". Siendo una expresión de medicina occidental, "el orbe pulmonar" no es una traducción apropiada para la terminología de MTC. Cuando la OMS desarrolló la CIE-11, para distinguir el concepto entre las dos medicinas, al lado de la palabra "pulmón" añadió MTC.

Citas:

❖ El pulmón se asemeja a un primer ministro: gobierna qi y regula las actividades del cuerpo. (*Suwen. Canon secreto escondido en la Mansión de las Orquídeas*).

❖ El pulmón: raíz de qi, casa del alma corpórea; se manifiesta en el vello, nutre la piel; es *Taiyin* (yin extremo) dentro de yang; se relaciona con qi de otoño. (*Suwen. Teoría de la manifestación visceral de los seis períodos*).

❖ Cuando un líquido ingresa en el estómago, qi esencial es producido y trasladado al bazo. El bazo distribuye la esencia hacia el pulmón y este, al regular el paso del agua, desciende el líquido a la vejiga. (*Suwen. Teoría suplementaria de los canales*).

肺气 feiqi

肺气 Qi de pulmón

Qi de pulmón es la base sustancial y fuerza motora de las actividades fisiológicas del pulmón; se identifica con el qi esencial de pulmón y se refiere a los nutrientes que el cuerpo distribuye al pulmón para que este pueda llevar a cabo sus funciones orgánicas en todo el cuerpo. Qi de pulmón se divide en prenatal y posnatal. El prenatal se enraíza en qi original de los riñones, pasa por las tres cavidades viscerales y finalmente asciende hasta formar parte de qi de pulmón. El posnatal se refiere al qi pectoral producto de la integración de qi esencial de los alimentos digeridos por el bazo y el estómago y el aire exterior inhalado por el pulmón. Mediante sus funciones de dispersión, depuración y descenso, qi de pulmón gobierna la respiración, regula la metabolización de los fluidos corporales y ayuda a corazón a activar la sangre.

Traducciones existentes: Qi pulmonar; qi de pulmón; qi (actividades funcionales) de pulmón; energía pulmonar; qi-pulmón.

Traducciones actuales: Qi pulmonar; qi-pulmón; qi de pulmón.

Traducción estándar: Qi de pulmón.

Descripción: Sugerimos emplear el sustantivo pulmón y traducir el concepto 肺气 (*feiqi*) como una unidad (qi de pulmón) en vez del adjetivo "pulmonar", el cual es demasiado occidental y por ende inadecuado para la integración de la terminología de la MTC.

Citas:

❖ Asociado a la nariz, solo cuando qi de pulmón está en armonía puede el olfato discernir entre hedor y aroma. (*Lingshu. Medición de los canales*).

❖ A los ochenta años qi de pulmón comienza a debilitarse; el alma corpórea abandona el cuerpo y, en consecuencia, se deteriora la habilidad lingüística. (*Lingshu. Los días y los años*).

❖ Cuando qi de pulmón es abundante, el viento patógeno externo que entra por vía del pulmón no sube al cerebro y, por lo tanto, no se produce cefalea. (*Canon externo de medicina del Emperador Amarillo - Diferencias entre viento y frío*).

肺阴 feiyin

肺阴 Yin de pulmón

Se denomina "yin de pulmón" a los fluidos yin, cuyas funciones son, por oposición a yang de pulmón, restringir, nutrir, humedecer, apaciguar y contener la esencia en el interior. Las funciones fisiológicas de yin de pulmón son tres:

1) Nutrir el pulmón y restringir yang de pulmón para que el órgano pueda cumplir sus funciones de dispersión y descenso con normalidad.

2) Ayudar a qi de pulmón en sus funciones de depuración y descenso y regular el movimiento de qi para garantizar que el pulmón pueda cumplir con dichas funciones.

3) Conectado con yin de riñón, recibe qi y lo transporta al riñón en forma de esencia para reabastecer yin de riñón. Dado que el pulmón gobierna la respiración, yin de pulmón tiene por función transportar el aire inhalado al riñón para que este, mediante su función yin, pueda almacenarlo.

Traducciones existentes: Yin (esencia vital) de pulmón; pulmón-*yin*; pulmón-yin; Yin pulmonar.

Traducciones actuales: Yin pulmonar; pulmón-yin; yin de pulmón.

Traducción estándar: Yin de pulmón.

Descripción: El término yin se ha ingresado en el Diccionario de Oxford, entonces, no es necesario traducir "yin" como "esencia vital" ni tampoco escribirlo en cursivas. El adjetivo "pulmonar" es demasiado occidental y no se sugiere usar. Aunque el uso de un guión (pulmón-yin) enfatiza que "yin de pulmón" es una unidad, es preferible eliminar el guión para mantener la uniformidad en la terminología.

Citas:

❖ Los jadeos son síntoma de deficiencia de qi; el pulso flotante es síntoma de deficiencia de yin de pulmón. *(Canon clasificado, Cap. VI).*

❖ Todos estos síntomas surgen cuando yin de pulmón se consume y se disipa, y qi de pulmón se torna deficiente. *(Lo refinado en la medicina recordada, Cap. IV).*

肺阳 feiyang

肺阳 Yang de pulmón

Se denomina yang de pulmón al qi de naturaleza yang en dicho órgano. Sus funciones son, por oposición a yin de pulmón, calentar, impulsar y estimular. Tres son sus funciones fisiológicas específicas:

1) Calentar y convertir yin de pulmón y fluidos corporales en qi.

2) Dispersar y distribuir fluidos corporales y qi defensivo hasta la cabeza y el rostro (hacia arriba) y hasta la superficie cutánea (hacia afuera).

3) Calentar el interior del cuerpo y protegerlo del exterior.

Interiormente calienta y nutre el corazón, el pulmón y el diafragma; exteriormente calienta y nutre las fosas nasales, la piel y el vello corporal, impidiendo la intrusión de factores patógenos externos.

Traducciones existentes: Yang pulmonar; Pulmón-Yang; pulmón yang.

Traducciones actuales: Yang pulmonar; pulmón-yang; yang de pulmón.

Traducción estándar: Yang de pulmón.

Descripción: El adjetivo "pulmonar" es demasiado occidental y no se sugiere usar. Aunque el uso de un guión (pulmón-yang) enfatiza que "yang de pulmón" es una unidad, es preferible eliminar el guion para mantener la uniformidad en la terminología.

Citas:

❖ El pulmón no se entiende con el frío, si el pulso se acelera es porque un frío patógeno se infiltró en el pulmón y yang de pulmón está luchando contra este. *(Gran simplicidad de Canon interno del Emperador Amarillo, Cap. XV).*

❖ Si se presentan síntomas de insuficiencia de yang de pulmón, tales como pulso lento, moderado o débil, se recomienda ingerir la decocción de los Cuatro caballeros y la decocción de Nutrición del Centro e Incremento de Qi. *(Síntomas, causas, pulsos y tratamientos)*

肺主气 fei zhu qi

肺主气 Pulmón gobierna qi

El concepto significa que el pulmón es responsable de gobernar tanto qi respiratorio como qi de todo el cuerpo. "Pulmón gobierna qi respiratorio" significa que el pulmón es el órgano encargado de la respiración, y posee funciones de dispersión, depuración y descenso del movimiento respiratorio. Mediante la dispersión, se exhala qi turbio, permitiendo así la inhalación de aire fresco; mediante la depuración y el descenso el pulmón puede inhalar y absorber el aire limpio de la naturaleza. "Pulmón gobierna qi de todo el cuerpo" significa que el pulmón tiene por función gobernar y regular la generación y el movimiento de qi en el cuerpo entero, lo cual se manifiesta principalmente en dos aspectos:
1) Generación de qi.
2) Regulación del movimiento de qi por el cuerpo.

Cuando las funciones de dispersión, depuración y descenso del pulmón están en armonía, la respiración será regular, rítmica y armonizada.

Traducciones existentes: El pulmón está a cargo de la energía vital y lleva a cabo las funciones respiratorias; el pulmón controla la energía vital; a los pulmones les concierne el aire.

Traducciones actuales: El pulmón controla la respiración; el pulmón gobierna qi; pulmón gobierna qi.

Traducción estándar: El pulmón gobierna qi.

Descripción: La diferencia entre traducir 主 (*zhu*) como "controlar" y "gobernar" reside en que controlar significa tener control y dominar, gobernar, además de controlar y supervisar, también incluye regular e influir. Sugerimos emplear el verbo "gobernar" en vez de "controlar" pues se acerca más a la gama de funciones intrínsecas del concepto en la MTC.

Citas:

❖ El pulmón gobierna qi, qi circula a través de los canales y colaterales para nutrir los órganos zang-fu. *(Tratado sobre las causas y manifestaciones de diversas enfermedades. El viento).*

❖ La deficiencia en el bazo incapacita al pulmón para nutrirse de los alimentos ingeridos. Dado que el pulmón gobierna qi, la respiración se debilita. *(Suwen. Discusión de diagnóstico de pulsos, anotado por Wang Bing).*

肺主宣发 fei zhu xuanfa

肺主宣发 Pulmón gobierna dispersión

El concepto significa que el pulmón gobierna el movimiento de ascenso, dispersión y distribución de qi, por oposición a su función de depuración y descenso. El pulmón exhala qi turbio, dispersa qi defensivo y distribuye fluidos, qi y sangre. Sus funciones fisiológicas se manifiestan fundamentalmente en cuatro aspectos:

1) La dispersión de qi de pulmón permite exhalar qi turbio para así dar campo a la entrada de aire fresco.

2) Mediante las funciones de dispersión ascendente y exterior de qi de pulmón, tanto los fluidos corporales como los nutrientes transportados al pulmón vía el bazo se dispersan por todo el cuerpo, humectando y nutriendo los cinco órganos zang y los seis órganos fu, así como las extremidades, orificios, músculos, estrías, intersticios subcutáneos, piel y vello corporal.

3) Mediante la dispersión de qi defensivo se calientan y se nutren los órganos zang-fu, los músculos, la piel y el vello; se regula la apertura de las estrías e intersticios cutáneos y se controla la transpiración.

4) Mediante el movimiento hacia el exterior de qi de pulmón, la sangre que pasa por el pulmón se distribuye a todo el cuerpo mediante la exhalación de qi turbio y la inhalación de aire fresco.

Traducciones existentes: El pulmón mantiene libre el camino de entrada de aire y disemina la energía vital por doquier; el pulmón mantiene la función de dispersión.

Traducciones actuales: El pulmón es responsable de la dispersión; el pulmón gobierna difusión; el pulmón gobierna ventilación; el pulmón gobierna difusión y distribución.

Traducción estándar: El pulmón gobierna dispersión.

Descripción: Traducir 主 (*zhu*) como "gobernar" es mucho más sucinto que traducirlo como "ser el responsable de", además de resultar más conveniente para unificarlo con otros términos de la lexicología de la MTC. 宣 (*xuanfa*) se ha traducido como "difusión", "dispersión" y "ventilación". Difusión se refiere a un concepto abstracto y a una técnica de propagación, mientras que dispersión puede describir el esparcimiento y diseminación tanto de una cosa como de una energía, por ejemplo, la dispersión de qi. Ventilación, dentro del vocabulario médico, comúnmente va acompañada de términos como "artificial" o "mecánica", refiriéndose al uso de máquinas de respiración asistida para proveer de oxígeno a los pulmones. Por lo anterior consideramos que "dispersión" es la traducción más adecuada.

Citas:

❖ El pulmón gobierna la dispersión. Se conecta externamente con la superficie de la piel y los vellos corporales y controla la apertura de los poros. *(Lectura selecta de los Clásicos de medicina tradicional china).*

肺主肃降 fei zhu sujiang

肺主肃降 Pulmón gobierna depuración y descenso

El concepto significa que el pulmón gobierna el mecanismo de depuración y descenso de qi de pulmón, al contrario de su función de dispersión. En otras palabras, el pulmón inhala aire limpio y transporta en dirección descendente los fluidos corporales, así como qi y sangre, eliminando los residuos del cuerpo. Sus funciones fisiológicas son cuatro:

1) Mediante el descenso de qi de pulmón, el pulmón puede inhalar aire limpio.

2) Mediante el descenso de qi de pulmón, el aire fresco inhalado, los fluidos corporales y los nutrientes de comida y agua transportados al pulmón por el bazo se distribuyen por todo el cuerpo de forma descendente e interior. Además, los metabolitos y fluidos innecesarios se transportan al riñón y la vejiga, donde se transforman en orina, que se desecha del cuerpo.

3) La función de depuración de qi de pulmón ayuda también a mantener limpios el pulmón y el tracto respiratorio, pues elimina todos los residuos del cuerpo.

4) El movimiento de qi de pulmón hacia el interior permite que la sangre de todo el cuerpo fluya al pulmón a través de los vasos sanguíneos.

Traducciones existentes: El pulmón limpia el aire inhalado y lo guarda, mientras la energía vital fluye hacia abajo; energía de pulmón debe mantenerse pura y descendente; el pulmones está relacionado con purificación y descendencia; qi de pulmón debe mantenerse puro y descendente.

Traducciones actuales: El pulmón requiere pureza y descenso; el pulmón gobierna depuración y descenso; el pulmón gobierna descendencia depurativa; el pulmón tiene funciones purificantes y descendentes; el pulmón gobierna purificación y descenso.

Traducción estándar: El pulmón gobierna depuración y descenso.

Descripción: La diferencia entre traducir 肃 (*su*) como "purificar" o "depurar" reside en que "purificar" no solo cuenta con un significado médico sino también religioso, "depurar", por su parte, es un término biológico, es decir, mucho más preciso y por lo tanto preferible en este contexto. La traducción de 降 (*jiang*) como "descenso", función de descender, respeta el significado original del término, mejor que "descendencia", que puede ser confundida con "descendiente".

Citas:

- ❖ Cuando qi patógeno se estanca en la parte superior del cuerpo sin moverse hacia abajo, significa que el pulmón no está cumpliendo sus funciones de depuración y descenso. (*Miscelánea de enfermedades por tibieza y calor, Cap. V*).

肺主治节 **fei zhu zhijie**

肺主治节 **Pulmón gobierna administración y regulación**

El concepto significa que el pulmón administra y regula las funciones fisiológicas de todo el cuerpo mediante la generación y distribución de qi, sangre y fluidos corporales. Esta función comprende fundamentalmente cuatro aspectos:

1) El pulmón gobierna el movimiento respiratorio y se encarga de que la respiración sea rítmica, por lo cual regula qi pectoral, qi nutricional y qi defensivo, entre otras funciones.

2) Las funciones de dispersión, depuración y descenso del pulmón regulan el movimiento de qi (ascenso, descenso, entrada y salida). Es justamente la función de administración y regulación ejercida por el pulmón lo que permite un adecuado ascenso, descenso; entrada y salida de qi (incluidos qi pectoral, qi nutricional y qi defensivo) a los órganos zang-fu y a los canales y colaterales.

3) El pulmón gobierna qi, y también la dispersión, la depuración y el descenso; impulsando y regulando el flujo sanguíneo y ayudando a controlar la frecuencia y el ritmo cardiacos.

4) El pulmón gobierna la dispersión, la depuración y el descenso. Mediante estas funciones puede administrar y regular la distribución y la excreción de los fluidos corporales.

Traducciones existentes: El pulmón es responsable de coordinar las actividades de víscera; funciones regulatorias de los pulmones; energía del pulmón debe mantenerse pura y descendente; el pulmón está a cargo de coordinación de actividades viscerales.

Traducciones actuales: El pulmón regula actividades viscerales; el pulmón es responsable de la coordinación de actividades viscerales; el pulmón gobierna administración y regulación; el pulmón gobierna las actividades de administración y regulación.

Traducción estándar: El pulmón gobierna administración y regulación.

Descripción: "El pulmón gobierna administración y regulación" es un concepto que abarca múltiples significados. Su función principal no es la coordinación de la actividad de los órganos zang-fu, sino la regulación del movimiento de qi, de sangre, de los fluidos corporales y el latir del corazón. Por esta razón, la traducción "coordinación de actividades viscerales" es inadecuada y debe reemplazarse por "administración y regulación". Administrar es controlar o arreglar; mientras que regular hace referencia a controlar, mantener algo en una velocidad o ritmo normal y adecuado, que se considera más apropiado en el contexto médico.

Citas:

❖ El pulmón es un órgano semejante a un primer ministro: gobierna qi de todo el cuerpo, administra y regula las actividades corporales. *(Suwen. Canon secreto escondido en la Mansión de las Orquídeas).*

❖ Cuando el estómago recibe los alimentos, el bazo distribuye qi esencial al pulmón. El pulmón administra y regula este qi esencial y lo distribuye a los órganos zang-fu. *(Resumen médico, Cap. I).*

肺朝百脉 **fei chao bai mai**

肺朝百脉 Todos los canales y vasos convergen en el pulmón

El concepto significa que el pulmón cumple con la función fisiológica de ayudar al corazón a activar la sangre a través de los vasos de todo el cuerpo. Todos los canales y vasos por los que fluye qi y sangre convergen en el pulmón, llevando a cabo el intercambio de qi mediante la respiración y de ahí distribuyéndolo a todo el cuerpo. La función fisiológica por virtud de la cual el pulmón ayuda al corazón a activar la sangre se manifiesta principalmente en tres aspectos:

1) La sangre de todo el cuerpo asciende y converge en el pulmón a través de los vasos sanguíneos.

2) El aire limpio que ingresa en el pulmón y qi esencial de los nutrientes transformados por el bazo y el estómago se integran para generar qi pectoral y, mediante este, ayudan al corazón a activar la sangre.

3) Al regular el movimiento de qi, el pulmón impacta en la circulación sanguínea.

Traducciones existentes: Todos los vasos sanguíneos se dirigen a los pulmones; todos los vasos sanguíneos se encuentran en los pulmones; el flujo de sangre del cuerpo entero converge en el pulmón; los vasos sanguíneos convergen en el pulmón.

Traducciones actuales: Todos los vasos convergen en el pulmón; asociación del pulmón con todos los vasos; el pulmón hace frente a los cien vasos; el pulmón está conectado con todos los canales y vasos.

Traducción estándar: Todos los canales y vasos convergen en el pulmón.

Descripción: Dado que el término 脉 (*mai*) designa tanto los canales como los vasos sanguíneos, consideramos pertinente traducirlo como "canales y vasos". 朝 (*chao*) en este contexto significa "reunirse" y también "congregarse". La palabra "converger" la escogimos pues da la idea tanto del movimiento a través de una línea como de la confluencia en un punto (los vasos sanguíneos son la línea y el pulmón, el punto). Las traducciones "hacer frente a" o "asociarse" no logran transmitir el significado de reunirse. La palabra "dirigir" solo enfatiza la dirección del movimiento, pero no la confluencia; y el término "encontrarse", si bien contempla el significado de reunión, no es tan preciso ni tan correcto como "converger".

Citas:

❖ La sangre y qi fluyen por los canales y vasos que convergen en el pulmón; el pulmón distribuye sangre y qi al resto de los canales y vasos del cuerpo hasta llegar a la piel y al vello corporal. *(Suwen. Teoría suplementaria de los canales).*

❖ Todos los canales y vasos convergen en el pulmón. El gran punto de su reunión es *qikou* 气口 (puerta de qi), razón por la cual este es también conocido como *maikou* 脉口, (puerta de los vasos). *(Canon clasificado, Cap. III).*

❖ Todos los canales y vasos convergen en el pulmón; el pulmón es el lugar donde se encuentran todos los canales y vasos. *(Interpretación directa de Suwen del Canon del Emperador Amarillo, Cap. III).*

肺主通调水道 fei zhu tongtiao shuidao

肺主通调水道 Pulmón gobierna regulación de paso de agua

Este concepto, también conocido como "pulmón gobierna el fluir de agua" se refiere a las funciones de regulación del pulmón en la distribución, el transporte y la excreción de los fluidos corporales mediante dispersión, depuración y descenso de qi de pulmón. La regulación del paso de agua se realiza a través de la dispersión y el descenso del pulmón. Mediante la dispersión, los fluidos se distribuyen por todo el cuerpo hasta tocar la superficie de la piel y el vello corporal, tonificando y nutriendo; al mismo tiempo, mediante la dispersión de qi defensivo, el pulmón controla la piel y regula la transpiración. Mediante la depuración y el descenso, el pulmón distribuye los fluidos hacia abajo y hacia el interior humectando y nutriendo los órganos zang-fu y tejidos. El pulmón, como regulador del paso de agua, se manifiesta concretamente en el metabolismo del agua del cuerpo según las actividades de dispersión, depuración y descenso.

Traducciones existentes: El pulmón se abre y regula el curso de agua; el pulmón controla la regulación de los fluidos corporales; los pulmones están relacionados con el flujo de fluidos.

Traducciones actuales: El pulmón controla metabolismo del agua; el pulmón regula pasaje de agua; el pulmón gobierna regulación de la vía fluvial; el pulmón gobierna regulación de pasaje de agua.

Traducción estándar: El pulmón gobierna regulación de paso de agua.

Descripción: 通调 (*tongtiao*) alude a controlar y ajustar, por lo cual escogimos el término "regular", que contempla controlar, así como mantener la velocidad y el ritmo para un funcionamiento normal. Si en vez de "agua", optásemos por "fluido corporal", la traducción quedaría demasiado occidentalizada. 道 (*dao*), por su parte, lo traducimos como "paso", que atiende a todos los pequeños conductos que comunican los vasos sanguíneos dentro del cuerpo. Además, de acuerdo con los demás términos similares, 主 (*zhu*) lo traducimos como "gobernar".

Citas:

❖ El bazo distribuye la esencia y la transporta al pulmón; el pulmón regula el paso de agua y los líquidos descienden hasta la vejiga. *(Suwen. Teoría suplementaria de los canales).*

❖ El pulmón regula el paso de agua. Empero, la excreción urinaria depende de las tres cavidades viscerales. *(Interpretación de Suwen, Cap. I).*

❖ El pulmón gobierna la regulación del paso de agua. Por ello, un pulmón grande procesa más líquidos que un pulmón chico. *(Comentarios reunidos de Lingshu, Cap. VI).*

脾 pi

脾 Bazo

El bazo es uno de los cinco órganos zang. Se encuentra en la parte superior del abdomen y tiene por función gobernar la transportación y la transformación; el ascenso de lo limpio y la regulación de la sangre. La transportación y la transformación son sus funciones nucleares, pues son las que proveen de la esencia al organismo para sus actividades vitales. Dentro de los cinco elementos, el bazo pertenece a tierra; es yin dentro de yin; está relacionado con qi de canícula; en el cuerpo está asociado a los músculos y controla las extremidades; su orificio es la boca y se manifiesta en el brillo de los labios; su fluido corporal es la saliva, alberga la conciencia y emocionalmente se manifiesta en pensamiento. Lo conecta el canal de bazo *Taiyin* del pie y completa la relación interior-exterior con su contraparte el canal de estómago *Yangming* del pie.

Traducciones existentes: el bazo; el orbe esplénico; el bazo; Pi.
Traducciones actuales: Bazo; Retentor; bazo[MTC].
Traducción estándar: Bazo.

Descripción: El término "bazo" ha sido y es la traducción predilecta de 脾 (*pi*). La traducción "orbe esplénico" resulta inadecuada por ser demasiado occidentalizada. "Retentor" proviene del léxico jurídico y alude al "arresto", la "custodia" o términos semejantes, en parte por su raíz latina. El ICD-11 de la OMS, para diferenciar los conceptos de la MTC de la medicina alópata lo nombró spleenTM (Bazo[MTC]).

Citas:

❖ El bazo y el estómago son los órganos de granero del cuerpo; absorben los alimentos y transforman los cinco sabores en nutrientes. *(Suwen - Canon secreto escondido en la Mansión de las Orquídeas).*

❖ El bazo [...] es la raíz del granero, el lugar donde qi nutricional surge[...] se manifiesta en el brillo de los labios y ayuda a fortalecer los músculos. *(Suwen. Teoría de la manifestación visceral de los seis períodos).*

❖ Los cinco sabores entran por la boca, se almacenan en el estómago y el bazo transporta la esencia resultante. *(Suwen. Discusión sobre enfermedades inusuales).*

脾气 piqi

脾气 Qi de bazo

Qi de bazo es qi esencial de bazo, base sustancial y fuerza motriz de las funciones fisiológicas del órgano. El concepto se refiere al qi y a la esencia de todo el cuerpo que se distribuye al bazo para llevar a cabo funciones específicas tales como impulsar la transportación y transformación de comida y agua, de los líquidos, activar la función de ascenso de lo limpio y controlar el flujo de sangre. En su actividad de ascenso de lo limpio, qi de bazo distribuye los nutrientes de comida y agua al corazón, pulmones, cabeza y cara y mantiene los órganos abdominales en su sitio. Qi de bazo se enraíza en qi original prenatal, almacenado en riñón, y se reabastece de qi postnatal, resultado de los nutrientes de comida y agua ingeridas.

Traducciones existentes: Qi (actividades funcionales) del bazo; energía de bazo; Qi esplénico.
Traducciones actuales: Qi bazo; qi-bazo; qi de bazo.
Traducción estándar: Qi de bazo.

Descripción: La traducción "esplénico" es demasiado occidental, por ello, "qi esplénico" no es una traducción adecuada ni se ha ingresado en ningún diccionario, mientras que cualquier otro neologismo o unión de sustantivos con un guión se presta a interpretaciones erróneas. Por ello, sugerimos la traducción "qi de bazo", que mantiene uniformidad con los términos relacionados.

Citas:

❖ Qi de bazo se abre en la boca. Solo cuando qi de bazo está en armonía, puede la boca discernir los cinco cereales. (*Lingshu. Medición de los canales*).

❖ A los setenta años, qi de bazo decae y la piel se marchita. (*Lingshu. Los días y los años*).

❖ La sangre de los cinco órganos zang y seis órganos fu depende del control de qi de bazo. (*Anotaciones de prescripciones esenciales de la Caja Dorada - Descenso de sangre*).

脾阳 piyang

脾阳 Yang de bazo

Yang de bazo, es decir el qi de naturaleza yang del órgano bazo, tiene por función, por oposición a yin de bazo, calentar, impulsar y estimular. El bazo se entiende con lo seco, no soporta lo húmedo: se basa en qi yang para garantizar la transportación y la transformación, el ascenso de lo claro y el control de la sangre. Está íntimamente asociado a las funciones de recepción, descomposición y descenso de estómago. Con la ayuda de yang de bazo, los sólidos y líquidos que ingresan en el estómago se descomponen y lo claro se separa de lo turbio: gracias a qi de bazo, lo claro asciende hacia el corazón y el pulmón y lo turbio desciende. El control de la sangre, función de bazo, también está estrechamente relacionada con yang de bazo, pues cuando yang de bazo es deficiente, el bazo no puede llevar a cabo esta función. Tanto yang de bazo como qi de bazo controlan la sangre.

Traducciones existentes: El yang del bazo; bazo-*yang*; bazo-yang.

Traducciones actuales: Yang esplénico; bazo yang; yang de bazo.

Traducción estándar: Yang de bazo.

Descripción: Generalmente este término se traduce como "yang de bazo" y se ha logrado la aceptación unánime e integración terminológica de la MTC. "Yang esplénico", a su vez, no se ha ingresado en ningún diccionario por el uso del adjetivo "esplénico", que resulta demasiado occidental, mientras que cualquier otro neologismo o unión de sustantivos con un guión se presta a interpretaciones erróneas.

Citas:

- ❖ Cuando yang de bazo es deficiente, en las heces se observarán alimentos no digeridos. *(Explicaciones de temas no resueltos en el Tratado de los daños por patógeno frío, Cap. XIV)*.
- ❖ Madera de hígado en exceso constriñe a tierra de bazo. Cuando yang de bazo no puede transportar y transformar, habrá deficiencia de yang, que se manifiesta en frío. *(Tratado de fórmulas médicas, Cap. III)*.

脾阴 **piyin**

脾阴 **Yin de bazo**

Yin de bazo se refiere a los fluidos yin cuyas funciones, por oposición a yang de bazo, son inhibir, humedecer, apaciguar y contener. Yin de bazo, que abarca sangre nutricional y fluidos yin almacenados en el bazo, es una de las sustancias fundamentales para que el órgano pueda cumplir adecuadamente sus funciones fisiológicas. Yin de bazo se divide, según su fuente, en prenatal y postnatal. El prenatal se encuentra en yin de riñón (base de yin de los cinco órganos zang); el postnatal surge de los nutrientes de comida y agua que el bazo y el estómago transportan y transforman. En términos funcionales, yin de bazo, por un lado, humecta directamente al bazo para facilitar la transformación de comida y agua y, por el otro, mediante la interacción con yang de bazo, regula las funciones fisiológicas del bazo. Debido al mutuo arraigo entre yin y yang, yin de bazo tanto nutre como restringe yang de bazo, manteniendo a raya la hiperactividad de yang.

Traducciones existentes: El yin (esencia vital) del bazo; bazo-*yin*; bazo-yin.
Traducciones actuales: Yin esplénico; esplénico yin; yin de bazo.
Traducción estándar: Yin de bazo.

Descripción: Sugerimos la traducción "yin de bazo" porque hay una uniformidad respecto al término. "Yin esplénico" no se ha ingresado en ningún diccionario por el uso del adjetivo "esplénico", que resulta demasiado occidental, mientras que cualquier otro neologismo o unión de sustantivos con un guión se presta a interpretaciones erróneas.

Citas:

❖ La decocción de Tigre Blanco limpia el fuego excesivo en el estómago; la decocción de Ocho Gemas nutre y refuerza yin de bazo. (*Recetas eficaces de la Casa Ren, Cap. II*).

❖ La decocción de los Cuatro Caballeros y Ñame apunta al canal de bazo y nutre yin del mismo órgano. El tratamiento de la enfermedad dependerá de los síntomas posteriores. (*Cinco tratados de Shenrou, Cap. III*).

脾主运化 pi zhu yunhua

脾主运化 **Bazo gobierna transportación y transformación**

El término significa que el bazo lleva a cabo la función fisiológica de estimular al estómago e intestinos en la digestión y asimilación de comida y agua, y en distribuir la esencia, qi, sangre y fluidos corporales, producto de los nutrientes transformados, por todo el cuerpo. La función de transportación y transformación a cargo del bazo es la clave central del proceso metabólico de los alimentos, así como una función fisiológica primordial para el mantenimiento de las actividades vitales del cuerpo. El bazo gobierna transportación y transformación se manifiesta en tres aspectos:

1) El bazo acelera el proceso de digestión y asimilación por parte del estómago e intestinos con ayuda de qi de bazo.

2) Transporta la esencia asimilada a diferentes partes del cuerpo con la ayuda del corazón y el pulmón.

3) Transforma las sustancias asimiladas en esencia, qi, sangre, fluidos corporales y otros nutrientes básicos a todo el cuerpo con la ayuda del corazón, pulmón y otros órganos zang.

Bazo transporta y transforma tanto sólidos como líquidos. Cuando son sólidos, qi de bazo acelera la digestión y asimilación de los alimentos y transporta los nutrientes resultantes. Cuando son líquidos, el bazo absorbe, transporta y regula el metabolismo de los líquidos en el cuerpo.

Traducciones existentes: El bazo tiene la función de digestión y transportación; el bazo es responsable de transportar y convertir; al bazo conciernen transmisión y digestión; el bazo es responsable de la digestión de alimentos y el transporte de fluidos.

Traducciones actuales: El bazo controla la digestión; el bazo controla transportación y transformación; el bazo gobierna transportación y transformación; el bazo gobierna movimiento y transformación; el bazo gobierna transportación y transformación.

Traducción estándar: El bazo gobierna transportación y transformación.

Descripción: El concepto original tiene una estructura sujeto-predicado y se puede traducir en una oración en el contexto concreto. 运 (*yun*) significa movimiento, transporte, transmisión o transportación, de las cuales, transportación es la más precisa y formal. 化 (*hua*) significa "transformación"; razón por la cual traducirlo como "digestión" o "conversión" no alcanza a incluir las funciones de "transformar los nutrientes tangibles en esencia, qi, sangre, fluidos corporales y demás nutrientes básicos", y por ende, pierde sus características asociadas a la MTC. De ahí que sugerimos traducir el concepto como "transportación y transformación".

Citas:

- ❖ El estómago recibe comida y agua; el bazo, órgano que gobierna la transportación y transformación, las convierte en sangre y qi para nutrir el cuerpo. (*Fórmulas para salvar la vida, Cap. II*).
- ❖ El bazo gobierna la transportación y transformación; el estómago gobierna recepción de comida y agua, ambos son responsables de la digestión y asimilación de los alimentos: son los oficiales a cargo del granero. (*Canon clasificado, Cap. III*).

脾主统血 pi zhu tongxue

脾主统血 Bazo controla la sangre

El concepto significa que qi de bazo es responsable de uniformar el fluir de la sangre en los vasos, lo cual se logra mediante sus funciones de estabilizar y controlar. En cuanto a la relación entre qi y sangre, qi es comandante de sangre: la gobierna, genera, activa y contiene mediante sus actividades fisiológicas en los órganos zang-fu. El que qi pueda o no controlar la sangre está íntimamente relacionado con las funciones de transportación y transformación ejercidas por el bazo; el que qi pueda o no promover la circulación sanguínea está íntimamente relacionado con el impulso de qi de corazón, así como con la depuración y el descenso de qi de pulmón, el flujo libre de qi de hígado, y el ascenso y descenso de qi de bazo y estómago. El bazo, además de gobernar la transportación y transformación, es también la fuente donde se generan qi y sangre. Si qi de bazo funciona adecuadamente, los nutrientes de comida y agua serán suficientes y, por ende, qi y sangre fluirán con plenitud. Si, por el contrario, qi de bazo es deficiente y no hay fuerza para la transportación y transformación, faltará la fuente generadora de qi y sangre, lo cual puede desembocar en todo tipo de hemorragias.

Traducciones existentes: El bazo tiene la función de mantener la sangre fluyendo dentro de los vasos; el bazo gobierna sangre; el bazo controla la sangre; el bazo es responsable de mantener la sangre en los vasos.

Traducciones actuales: El bazo controla la sangre; el bazo administra la sangre; el bazo controla la sangre; el bazo administra la sangre; el bazo comanda la sangre.

Traducción estándar: El bazo controla la sangre.

Descripción: La diferencia de traducir 统 (*tong*) en "administrar", "gobernar" o "controlar" reside en que: "administrar" se usa generalmente en el lenguaje comercial, como administrar una empresa, organización o un proyecto. "Gobernar" implica controlar, ajustar o imponer influencia. "Controlar", por su parte, es tener control o supervisión, en este contexto se entiende como controlar la sangre para que no fluya sin orden, lo cual se aproxima más al sentido original del concepto.

Citas:

❖ El bazo controla la sangre: la traslada hacia arriba y abajo y nutre el cuerpo. Siendo constitución postnatal, los cinco órganos zang reciben qi esencial proveniente de la transformación de los alimentos llevada a cabo por el bazo. *(Tratado sobre síndromes de la sangre, Cap. II).*

❖ El bazo controla la sangre; la hace circular y nutre el cuerpo entero. *(Transformación del significado de los medicamentos, Cap. II).*

脾主升清 **pi zhu shengqing**

脾主升清 Bazo gobierna ascenso de lo claro

El concepto significa que qi de bazo transporta los nutrientes de comida y agua hasta el corazón y el pulmón para transformarlas en qi y sangre, y así mantener a los órganos en su sitio. De hecho, la función de transportar los nutrientes alimenticios hacia arriba está íntimamente ligada a la función del bazo de gobernar ascenso de lo claro. Decir que el bazo gobierna el ascenso de lo claro (contrario al estómago, que rige el descenso de lo turbio) indica que el bazo gobierna la absorción y distribución ascendente de los nutrientes. Si el bazo funciona normal, los nutrientes serán bien absorbidos, transportados y transformados en qi y sangre, y por ende, el cuerpo humano tendrá vitalidad. Además, el ascenso de qi de bazo mantiene los órganos internos en su sitio y previene el prolapso.

Traducciones existentes: El bazo transporta nutrientes hacia arriba; el bazo tiene la función de enviar claridad (esencia de alimentos) hacia arriba (al pulmón); el bazo ejerce el efecto de transportar sustancias esenciales ascendentemente;

el bazo envía el nutriente hacia arriba; bazo está a cargo de enviar hacia arriba sustancias esenciales.

Traducciones actuales: El bazo transportando nutrientes hacia arriba; el bazo controlando ascensión de lo claro; el bazo gobernando ascensión de lo lúcido; el bazo gobierna elevación de lo claro; el bazo eleva lo claro.

Traducción estándar: El bazo gobierna ascenso de lo claro.

Descripción: 升清 (*shengqing*), literalmente significa ascender lo claro. Si bien pueden existir múltiples traducciones como elevar, enviar hacia arriba, transportar ascendentemente, la traducción más precisa dentro del contexto de la MTC es "ascenso". A la vez, la diferencia entre "ascensión" y "ascenso" reside en que "ascensión" se aplica generalmente a los casos abstractos, "ascenso", a los concretos, por lo que "ascenso" resulta más adecuado. 清 (*qing*) se refiere a los nutrientes, pero también a qi de bazo, razón por la cual, "nutriente" queda más limitado en comparación con "claro", que indica una cualidad transparente y pura, por ello, es más preciso que "nutriente".

Citas:

❖ El bazo se encarga de ascender lo claro; el estómago de descender lo turbio. Cuando lo claro sube y lo turbio baja, el abdomen está en armonía. (*Explicaciones de temas no resueltos en el Tratado de los daños por patógeno frío, Cap. X*).

❖ El bazo gobierna ascenso de lo claro. Si qi de bazo desciende, lo claro se estanca abajo, la comida y el agua no se digieren, el estómago se inflama y la diarrea sobreviene. (*Aspiraciones de los cuatro sabios, Cap. III*).

肝 gan

肝 Hígado

El hígado, uno de los cinco órganos zang, se encarga de gobernar el libre flujo de qi y de almacenar la sangre. Fisiológicamente, sus cualidades son controlar el ascenso y el movimiento. Opta por la fluidez y detesta el estancamiento. También conocido como el "órgano de acero", el hígado es yin en forma y yang en función. Dentro de los cinco elementos representa madera, es yang dentro de yin, y está relacionado con qi de primavera. En el cuerpo está asociado a los tendones; su orificio son los ojos y se manifiesta en el brillo de las uñas. En fluidos representa a las lágrimas; alberga el alma etérea; su emoción es la ira. Lo conecta el canal de hígado *Jueyin* del pie y completa la relación interior-exterior con su contraparte, el canal de vesícula *Shaoyin* del pie.

Traducciones existentes: El hígado; el orbe hepático; hígado; Gan.
Traducciones actuales: Hígado, Hígado[MTC].
Traducción estándar: Hígado.

Descripción: 肝 (*gan*) se traduce como "hígado". Sugerimos nunca traducirlo como "orbe hepático", tanto por occidental como por inadecuado. El ICD-11 de la OMS, para diferenciar los conceptos de la MTC de la medicina alópata lo nombró LiverTM (Hígado[MTC]).

Citas:

- ❖ El hígado es el general del cuerpo; quien urde la estrategia. *(Suwen. Canon secreto escondido en la Mansión de las Orquídeas).*
- ❖ El hígado es la base de la tensión y relajación; de la rigidez y flexibilidad del cuerpo. Alberga el alma etérea; se manifiesta en el brillo de las uñas, tiene por

función nutrir los tendones... es *Shaoyang* (yang menor) dentro de yang y se relaciona con qi de primavera. *(Suwen. Teoría de la manifestación visceral de los seis períodos).*

❖ El hígado almacena la sangre que el corazón activa. Cuando el cuerpo está en movimiento, la sangre fluye hacia todos los vasos; cuando el cuerpo está en reposo, la sangre retorna al hígado. *(Suwen. La formación de los cinco órganos Zang, anotado por Wang Bing).*

肝气 ganqi

肝气 Qi de hígado

Qi de hígado es la base sustancial y la fuerza motriz de las actividades fisiológicas del hígado. Se refiere al qi y a la esencia en todo el cuerpo que se distribuye al hígado para servir como la base material de las funciones fisiológicas de dicho órgano. Caracterizado por el ascenso, la dispersión, el flujo libre de qi y su circulación por todo el cuerpo, qi de hígado regula y libera el movimiento de qi en el cuerpo entero, facilitando el movimiento y la distribución de la sangre y los fluidos corporales; qi de hígado también ayuda en la digestión y asimilación de la comida y el agua ingeridas y en la secreción y excreción de bilis, permitiendo el libre flujo emocional y evitando así la depresión. La menstruación y ovulación en las mujeres y la eyaculación en los hombres son todas manifestaciones de cómo el hígado permite el libre flujo de qi.

Traducciones existentes: El Qi (energía vital) del hígado; energía de hígado, Qi hepático.

Traducciones actuales: Qi hepático; hígado-qi; qi de hígado.

Traducción estándar: Qi de hígado.

Descripción: En el terreno de la MTC, es mejor utilizar el sustantivo "hígado" que el adjetivo "hepático": es más sucinto, mejor para estandarizar otros conceptos y menos occidental. Además, tampoco se sugiere usar el guión entre las dos palabras.

Citas:

❖ Qi de hígado se refleja en los ojos. Solo cuando qi de hígado está en armonía pueden los ojos discernir los cinco colores. *(Lingshu. Medición de los canales).*

❖ A los cincuenta años, qi de hígado comienza a decaer, los lóbulos del hígado comienzan a debilitarse, la bilis comienza a reducirse, y los ojos a empañarse. *(Lingshu. Los días y los años).*

❖ Deficiencia de qi de hígado causa miedo; su exceso causa ira. *(Lingshu. La raíz del espíritu).*

肝血 ganxue

肝血 Sangre de hígado

El concepto se refiere a la sangre almacenada en el hígado, cuya función es nutrir tanto el órgano en sí como todo el organismo. La sangre almacenada en el hígado cumple con la función de irrigar y nutrir al hígado, el cuerpo y los orificios para que ellos funcionen adecuadamente. Por un lado, nutre tendones, ojos y uñas, además de los canales Chong y Ren, preservando la regularidad del movimiento corporal, de la vista y de las funciones reproductivas femeninas, y por el otro, ablanda el hígado, impidiendo su hiperactividad. Al mismo tiempo, la sangre de hígado es también la base material de la actividad mental: nutre el espíritu y el alma etérea y mantiene las actividades de la mente.

Traducciones existentes: La sangre almacenada en el hígado; sangre de hígado.

Traducciones actuales: Sangre hepática; sangre de hígado.

Traducción estándar: Sangre de hígado.

Descripción: En el terreno de la MTC sugerimos emplear el sustantivo "hígado" en vez del adjetivo "hepático", pues es más sucinto y mejor para estandarizar otros conceptos y con menor carga occidental. "La sangre almacenada en el hígado" no es una traducción adecuada por ser larga, ni tampoco se sugiere usar el guión entre las dos palabras.

Citas:

❖ Cuando la sangre de hígado no llega a los ojos, suele asomar la tristeza. *(Gran simplicidad de Canon interno del Emperador Amarillo, Cap. XXIV)*.

❖ Para dispersar el fuego de hígado tómese *Polvo de Bupleurum* y Gardenia; para nutrir la sangre de hígado añádase la decocción agregada de las Cuatro Sustancias. *(Diagnóstico y tratamiento en Pediatría de Qian, Cap. I)*.

❖ La píldora para nutrir hígado cura la visión borrosa en los niños causada por deficiencia de sangre de hígado. *(Oftalmología Clínica)*.

肝阴 **ganyin**

肝阴 Yin de hígado

Yin de hígado se refiere a los fluidos yin cuyas funciones, por oposición a yang de hígado, son restringir, nutrir, apaciguar y contener. Como una de las sustancias fundamentales para mantener adecuadamente las funciones fisiológicas del hígado, yin de hígado tiene por función nutrir el órgano, restringir la hiperactividad de yang, y permitir al hígado preservar el libre flujo de qi y el almacenamiento de la sangre. Cuando yin de hígado es insuficiente y pierde su capacidad de suavizar, enfriar y humectar, esto puede resultar en un incremento excesivo de yang de hígado y desembocar en otras patologías, tales como viento interno producido por la hiperactividad de yang. La generación de yin de hígado está íntimamente asociada al riñón. Yin de riñón puede nutrir yin de hígado para restringir yang de hígado de un ascenso excesivo.

Traducciones existentes: Hígado-yin; el yin (esencia vital) del hígado; yin de hígado; yin de hígado.
Traducciones actuales: Yin de hígado; hígado-yin.
Traducción estándar: Yin de hígado.

Descripción: Si bien el empleo de un guion para unir los distintos términos y condensarlos en "una sola palabra" se ha popularizado (en particular en inglés) sugerimos traducir este concepto sin guión y como una unidad conceptual: "yin de hígado".

Citas:

- ❖ Yang de hígado se activa con rama de canela; yin de hígado se nutre con peonía china. *(Uso maravilloso de fórmulas, Cap. I)*.
- ❖ Si hay deficiencia seminal e insuficiencia de yin de hígado, la sangre se seca y suelen presentarse signos de calor. (*Casos médicos: una guía a la práctica clínica, Cap. I).*
- ❖ Ignorar que *Bupleurum* afecta a yin de hígado y que la raíz de *Puerariae Lobata* consume yin de estómago puede llevar a un deterioro constante. *(Tratado de enfermedades por calor - Las tres Décadas de la canícula y factores exógenos)*.

肝阳 ganyang

肝阳 Yang de hígado

Yang de hígado, es decir el qi de naturaleza yang del hígado, tiene por función (por oposición a yin de hígado) calentar, impulsar, estimular y ascender. Yang de hígado calienta el hígado y activa su mecanismo fisiológico, al tiempo que restringe yin de hígado para evitar el ascenso del frío interno de yin y mantener el flujo, la depuración y el almacenamiento de la sangre. Yang de hígado desempeña un papel fundamental en la depuración. Siendo el "órgano de acero", qi de hígado gobierna el acenso y el movimiento. Hígado es madera, y tal como el árbol crece sin obstrucción, el hígado se entiende con la expansión, no con la depresión. La función ascendente de yang de hígado permite qi de hígado ascender y dispersarse, lo cual regula el libre flujo de qi.

Traducciones existentes: Hígado-yang; el yang (función vital) del hígado; yang de hígado.
Traducciones actuales: Yang de hígado; hígado-yang.
Traducción estándar: Yang de hígado.

Descripción: Yin y yang son indisociables. Si hay un "yin de hígado" hay también un "yang de hígado".

Citas:

❖ La madera de hígado se asocia a yang de primavera. Su deficiencia se manifiesta en frío. ¿Cómo es posible que el frío se manifieste cuando hay deficiencia simultánea en yin de riñón y yang de hígado? *(Oftalmología Clínica).*

❖ Cuando yang de hígado se estanca sin poder ascender y los siete orificios no funcionan adecuadamente, se producen síntomas tales como distensión de la cabeza, *tinnitus* y elevación de fuego interno. *(Casos médicos: una guía a la práctica clínica, Cap. I).*

❖ Despejando el fuego monarca se inhibe el fuego ministro; nutriendo yin de riñón se restringe yang de hígado. *(Registros de casos de cuatro grandes médicos selectos por Liu Baozhi. Caso médico de la Clínica Huanxi).*

肝主疏泄 gān zhǔ shūxiè

肝主疏泄 Hígado gobierna flujo y descarga

El concepto se refiere a la función fisiológica del hígado de descargar para permitir el libre flujo de qi por todo el cuerpo. La función depuradora de qi de hígado permite que qi de todo el cuerpo pueda fluir con libertad por los órganos zang-fu, los canales y colaterales. Esta función garantiza el orden y la armonía de las funciones del hígado, así como de todos los demás órganos zang-fu. El mecanismo de depurar de qi de hígado tiene cuatro funciones:

1) Facilitar el movimiento y la distribución de la sangre y los fluidos.

2) Facilitar la transportación y transformación de los nutrientes del bazo y el estómago, así como la secreción y excreción de bilis.

3) Regular y permitir el flujo de las emociones (evitando la sobreexcitación y la depresión).

4) Promover la eyaculación en el hombre y la ovulación y menstruación en la mujer.

Traducciones existentes: El hígado sirve para regular la actividad de energía vital; el hígado tiene por función tranquilizar y regular el flujo de energía vital y sangre; funciones de dispersión y liberación del hígado; el hígado gobierna el libre flujo; el hígado cuenta con el efecto dispersivo.

Traducciones actuales: El hígado gobierna el libre flujo de qi; el hígado gobierna el libre curso; el hígado gobierna el transporte y la dispersión; el hígado controla transporte y dispersión; el hígado domina libre flujo de qi; el hígado controla el transporte y la dispersión.

Traducción estándar: El hígado gobierna flujo y descarga.

Descripción: 疏 (*shu*) significa "dar libre flujo a", por ello, la traducción "flujo" es relativamente apropiada porque tiene sentido de correr o fluir rápidamente y sin obstrucción. "Transportar" o "transporte", por su parte, no alcanza el sentido del concepto. 泄 (*xie*) más que "dispersar", significa descargar o drenar, así que es inadecuado si se traduce como "dispersión". Debido a que el concepto incluye el significado de "estimular la descarga de bilis, semen y óvulo", por lo cual, "descarga" es la traducción más adecuada, y de ahí "hígado gobierna flujo y descarga".

Citas:

- ❖ El riñón cierra y almacena; el hígado descarga y depura, ambos órganos guardan fuego ministro. *(Escritos misceláneos de médicos famosos de la dinastía Ming, Cap. I).*

- ❖ El hígado gobierna el flujo y la descarga. Cuando el hígado es incapaz de cumplir esta función, el primer síntoma es que la orina se torna amarilla. *(Clasificación sistemática de enfermedades por calor. El origen de la enfermedad).*

- ❖ El hígado gobierna flujo y descarga. Fuego exuberante de hígado produce sangre en la orina [...] Es necesario tomarse *Polvo Xiaoyao* agregado de tonificación del hígado. *(Comprensión médica, Cap. III).*

肝主藏血 gan zhu cangxue

肝主藏血 Hígado almacena la sangre

El concepto se refiere a que el hígado tiene por función almacenar la sangre y regular su cantidad en el cuerpo. Sus funciones fisiológicas son cuatro:

1) Proveer de nutrientes a los órganos zang-fu y tejidos.

2) Nutrir el hígado, los tendones y los ojos, así como mantener la flexibilidad del hígado y función normal de flujo y descarga para prevenir hemorragias.

3) Regular el volumen de sangre, es decir distribuir a tiempo la sangre a los lugares correspondientes para asegurar que los órganos zang-fu y tejidos tengan suficientes provisiones de sangre (cuando la actividad física es mínima, más sangre volverá a hígado para ser almacenada).

4) En las mujeres, almacenar suficiente sangre para garantizar el ciclo menstrual.

Traducciones existentes: El hígado almacena sangre; el hígado almacena la sangre.

Traducciones actuales: El hígado almacena la sangre.

Traducción estándar: El hígado almacena la sangre.

Descripción: No hay mayores desacuerdos en la traducción: 藏 (*cang*) significa "almacenar" y 血 (*xue*), "sangre".

Citas:

❖ El corazón gobierna el flujo de la sangre, el bazo la controla y el hígado, la almacena. (*Cien preguntas ginecológicas, Vol. I*).

❖ Por su función de almacenar sangre, el hígado también se conoce como "mar de sangre". (*Lo refinado en la medicina recordada, Cap. IV*).

❖ El hígado se encarga de almacenar la sangre; cuando esta función falla, puede producirse hematemesis. (*Medicina integral del doctor Zhang Lu, Cap. V*).

肝肾同源 gān shèn tóngyuán

肝肾同源 Hígado y riñón son del mismo origen

Decir que el hígado y el riñón son del mismo origen implica que los dos comparten origen de esencia y sangre. Se generan y se nutren, agua de riñón nutre madera de hígado; ambos albergan fuego ministro. Ser homogéneos se manifiesta en dos aspectos:

1) Transformación mutua entre esencia y sangre. Situados ambos en la cavidad visceral inferior, hígado almacena sangre y riñón almacena esencia. La esencia puede transformarse en sangre y la sangre puede nutrir la esencia; la esencia del riñón puede tonificar, nutrir y reabastecer la sangre del hígado, así como también restringir yang de hígado; la sangre de hígado puede nutrir la esencia del riñón, reabastecerla y mantener el equilibrio armónico entre yin y yang de riñón.

2) Promoción y restricción mutuas entre el hígado y el riñón, y entre yin y yang. Fisiológicamente, yin de riñón, raíz de los fluidos yin de todo el cuerpo, puede tanto nutrir yin de hígado como restringir yang de hígado. En la patología, yin de riñón e yin de hígado suelen influenciarse mutuamente.

Traducciones existentes: El hígado y el riñón son derivados del mismo origen; el hígado y el riñón tienen una fuente común; el hígado y el riñón tienen el mismo origen; el hígado y el riñón son de la misma fuente.

Traducciones actuales: El hígado y el riñón son de la misma fuente; homogeneidad de hígado y riñón; el hígado y el riñón comparten el mismo origen; el hígado y el riñón comparten la misma fuente.

Traducción estándar: El hígado y el riñón son del mismo origen.

Descripción: El concepto da énfasis al mismo origen que tienen el hígado y el riñón, "homogeneidad", a su vez, enfatiza la misma forma o estructura, que no concuerda con el sentido original en chino, por lo cual se sugiere el uso de "origen". "Hígado y riñón comparten el origen", por su parte, resulta no muy preciso en comparación con "hígado y riñón son del mismo origen", ya que "compartir" implica el sentido de "mismo", mientras que el segundo se acerca más al significado original del concepto.

Citas:

- ❖ Los ojos pertenecen a la madera de hígado, nutridos por el agua de riñón. El hígado y el riñón son del mismo origen, cuando hay deficiencia, los ojos pierden nutrición y aparece vértigo. (*Discusión y anotaciones de prescripciones esenciales de la Caja Dorada, Cap. VI*).
- ❖ Reza un viejo dicho: en las ramas celestes 乙 (*yi*) y 癸 (*gui*) comparten fuente, las enfermedades del hígado y riñón comparten cura. ¿Por qué? El fuego se divide en fuego monarca y fuego ministro [...]. Fuego ministro se encuentra tanto en el hígado como en el riñón. (*Lectura obligada de los médicos ancestrales, Cap. I*).

肾 shen

肾 Riñón

El riñón, es uno de los cinco órganos zang; se encuentra ubicado en la región lumbar, a la izquierda y derecha de la columna vertebral. Sus funciones principales son almacenar la esencia, gobernar el crecimiento, el desarrollo y la reproducción, así como gobernar el agua y recibir qi. La esencia prenatal que almacena el riñón se convierte en qi de riñón y este, a su vez, se divide en yin o yang de riñón. Yin y yang de riñón promueven y coordinan yin y yang de los órganos zang-fu de todo el cuerpo: son la fuente primigenia de la vida y la raíz de la constitución prenatal. Su elemento es agua, es yin dentro de yin, y está relacionado con qi de invierno; se manifiesta en los huesos y en el brillo del cabello, sus orificios son las orejas, los genitales y el ano; su fluido corporal es la saliva; su emoción, el miedo; alberga la voluntad. Lo conecta el canal de riñón *Shaoyin* del pie, y completa la relación interior-exterior con su contraparte, el canal de vejiga *Taiyang* del pie.

Traducciones existentes: Riñón; el orbe renal; Shen.
Traducciones actuales: Riñón; riñones; Riñón[MTC].
Traducción estándar: Riñón.

Descripción: 肾 (*shen*): riñón. Dado que en la MTC se refiere tanto a un órgano como a un concepto, es mejor traducirlo en singular, y no como "riñones". El ICD-11 de la OMS, para diferenciar los conceptos de la MTC de la medicina alópata lo nombra kidney™ (Riñón[MTC]).

Citas:

- ❖ El riñón es un oficial con gran poder, y el artífice de las habilidades. *(Suwen-Canon secreto escondido en la Mansión de las Orquídeas).*
- ❖ El riñón es el almacén donde se guarda y conserva qi esencial. Su condición se manifiesta en el brillo del cabello y tiene por función revitalizar los huesos. Es yin dentro de yin y se asocia con qi de invierno. *(Suwen-Teoría de la manifestación visceral de los seis períodos).*
- ❖ El riñón se encuentra en la región lumbar. Cuando la cadera tiene problemas en girar significa debilidad en qi de riñón. *(Suwen-Discusión de diagnóstico de pulsos).*

肾气 shenqi

肾气 Qi de riñón

Qi de riñón es qi que surge de la transformación de la esencia del riñón: la base sustancial y fuerza motriz de las funciones fisiológicas del riñón. El concepto se refiere al qi y a la esencia de todo el cuerpo que se distribuye al riñón para llevar a cabo funciones específicas tales como almacenar la esencia y transformarla en qi: esto es lo que se denomina qi de riñón. Esencia y qi de riñón gobiernan el crecimiento, el desarrollo y la reproducción del ser humano. Qi de riñón se divide en yin y yang de riñón, los cuales son la raíz de yin y yang del cuerpo entero y fundamentales para facilitar y regular las funciones de los órganos zang-fu; de gobernar y regular el metabolismo de los fluidos en el cuerpo, y de la apertura o cierre de la vejiga. Las funciones de almacenamiento y absorción de qi de riñón mantienen la profundidad de la respiración y estimulan el flujo e intercambio del aire. Por ello, la función fisiológica primordial del riñón reside en almacenar esencia para convertirla en qi.

Traducciones existentes: Energía-riñón; qi renal; qi de riñón; Riñón-Qi.
Traducciones actuales: Qi renal; qi de riñón.
Traducción estándar: Qi de riñón.

Descripción: El adjetivo "renal" se refiere a aquello que tiene relación con el riñón, sea inserto o aledaño. Sugerimos traducir 肾气 (*shenqi*) como una unidad conceptual: "qi de riñón".

Citas:

❖ Qi de riñón abre su ventana en las orejas. Cuando qi de riñón está en armonía, los oídos pueden distinguir los cinco sonidos. (*Lingshu. Medición de los canales*).

❖ A los noventa años, qi de riñón se agota y provoca deficiencia en hígado, corazón, bazo, pulmón y sus canales respectivos. *(Lingshu. Los días y los años)*

❖ El riñón almacena esencia; esencia alberga la voluntad. La deficiencia de qi de riñón enfría manos y pies; su exceso causa distensión abdominal e incomodidad de los cinco órganos zang. *(Lingshu. La raíz del espíritu).*

肾阴 shenyin

肾阴 Yin de riñón

Por oposición a yang de riñón, el concepto atiende a los líquidos yin de riñón que tienen por función apaciguar, humedecer, nutrir y restringir el calor de yang. Yin de riñón, en tanto fuente de qi de naturaleza yin del cuerpo, restringe y regula las diversas funciones de los órganos zang-fu. Tonifica los órganos zang-fu, los tejidos y orificios del cuerpo; regula el metabolismo; regula el proceso de transformación de qi; relaja la generación y distribución de esencia, sangre y fluidos corporales con objeto de reducir la generación de calor y, finalmente, permite a qi concentrarse y transformarse en esencia, sangre y fluidos corporales.

El normal desempeño de sus funciones de almacenamiento de esencia y control del crecimiento, desarrollo, reproducción y recepción de qi depende de la nutrición y tonificación de yin de riñón. Cuando yin de riñón es abundante, puede nutrir los órganos zang-fu, el cuerpo y los orificios, así como regular las actividades vitales y mantener el espíritu apaciguado en el interior. Cuando, por el contrario, es insuficiente, esto se refleja en una disminución de sus funciones de restricción, apaciguamiento y enfriamiento, lo cual puede desembocar en una hiperactividad de los órganos zang-fu, inquietud en el espíritu y enfermedades asociadas a deficiencia por calor.

Traducciones existentes: Yin de riñón; el yin (esencia vital o savia vital) del riñón; yin de riñón.

Traducciones actuales: Yin de riñón; Yin renal.

Traducción estándar: Yin de riñón.

Descripción: El adjetivo "renal" se refiere a aquello que tiene relación con el riñón, sea inserto o aledaño. Sugerimos traducir 肾阴 (*shenyin*) como una unidad conceptual: "yin de riñón", pues adjetivarlo resultaría contraproducente en la labor de crear un léxico internacional estándar para la MTC.

Citas:

❖ Deficiencia interna de yin de riñón y exuberancia externa de qi yang, resulta en una sensación de calor en pies y manos. Esta enfermedad se denomina síncope de calor. (*Gran simplicidad de Canon interno del Emperador Amarillo, Cap. XXVI*).

❖ Para tonificar yin de riñón puede usarse la decocción de las cuatro substancias, *Rehmannia Glutinosa, Achyranthes Bidentata* y otras semejantes. (*Estándares para el diagnóstico y el tratamiento, Cap. VII*).

❖ *Rehmannia Glutinosa* nutre yin de riñón; la raíz de peonía blanca nutre yin de hígado; *Dendrobium Nobile* nutre yin de estómago; *Adeinophora* nutre yin de pulmón, *Ophiopogon* nutre yin de corazón. (*Origen de las enfermedades por calor, Vol. II*).

肾阳 shenyang

肾阳 Yang de riñón

Yang de riñón es qi de naturaleza yang que, por oposición a yin de riñón, tiene por función calentar, estimular, activar, vaporizar y restringir frío de yin. En tanto raíz de yang de todo el cuerpo, yang de riñón estimula y promueve las diversas funciones de los órganos zang-fu y sus correspondientes canales y colaterales; calienta los órganos zang-fu, el cuerpo y los orificios y estimula la transformación, transportación y distribución de esencia, sangre y líquidos corporales; acelera el metabolismo y estimula la transformación de esencia y sangre en qi y energía. El normal desempeño del riñón depende de las funciones de estímulo, vaporización y almacenamiento de yang de riñón. Cuando yang de riñón es abundante, tanto órganos zang-fu como cuerpo y orificios permanecen calientes, lo cual promueve y estimula sus funciones. Cuando, por el contrario, yang de riñón es deficiente, disminuye su capacidad de proveer calor y estimular, lo cual desemboca en enfermedades asociadas a deficiencia por frío.

Traducciones existentes: Yang de riñón; el yang (función vital) del riñón.
Traducciones actuales: Yang renal; yang de riñón.
Traducción estándar: Yang de riñón.

Descripción: El adjetivo "renal" se refiere a aquello que tiene relación con el riñón, sea inserto o aledaño. Sugerimos, sin embargo, traducir 肾阳 (*shenyang*) como una unidad conceptual: "yang de riñón", pues adjetivarlo resultaría contraproducente en la labor de crear un léxico internacional estándar para la MTC.

Citas:

❖ La esencia se agota cuando yang de riñón pierde su capacidad de absorción. Su causa puede encontrarse en un exceso de actividad sexual. (*Deberes filiales confucianos, Cap. I*).

❖ La apoplejía e incontinencia debido a la deficiencia de yang de riñón puede curarse con la decocción de regulación central con *Aconitum*. (*Comprensión médica, Cap. V*).

❖ Empero, yin de riñón necesita de yang de riñón para su transformación; yang de riñón necesita a su vez a yin de riñón para ser almacenado. Esta realidad no puede ser tratada con negligencia. *(Tratado sobre síndromes de la sangre, Cap. II).*

肾精 shenjing

肾精 Esencia de riñón

El concepto se refiere a la esencia de riñón de origen prenatal que se nutre y se reabastece de la esencia postnatal. Sus funciones primordiales son promover el crecimiento, el desarrollo y la reproducción. La esencia prenatal, cuyo origen está en la esencia reproductiva de los padres, contiene la materia hereditaria biológica que se almacena en el riñón tras el nacimiento; la esencia postnatal se refiere a los nutrientes de comida y agua, cuya transformación en nutrientes se da gracias a las actividades fisiológicas de los órganos zang-fu. Así, la esencia de riñón tiene como base la esencia prenatal y se complementa con la transformación de los alimentos en nutrientes de la esencia postnatal. La esencia prenatal necesita estar alimentada y nutrida constantemente por la esencia postnatal para poder desempeñar sus funciones fisiológicas; y la esencia postnatal requiere la ayuda de qi original transformado a partir de la esencia prenatal para poder asimilar los nutrientes y transformarlos.

Traducciones existentes: Esencia de riñón; esencia genital.
Traducciones actuales: Esencia de riñón; esencia renal.
Traducción estándar: Esencia de riñón.

Descripción: 肾 (*shen*) es riñón y 精 (*jing*), esencia. Por lo tanto, "esencia de riñón" es la traducción más comúnmente aceptada de este concepto.

Citas:

- ❖ Cuando qi de riñón no circula, el tratamiento para desbloquearlo puede resultar en el escape de la esencia de riñón y el agotamiento interno, el feto no se logra. *(Suwen. Discusión sobre enfermedades inusuales, anotado por Wang Bing).*

- ❖ *Rehmannia Glutinosa* preparada ayuda a nutrir la esencia de riñón; *Asparagopsis Sinica* permite conducir el medicamento a su destino. *(Recetas eficaces de la Casa Ren, Cap. IX).*

- ❖ Cuando la esencia de riñón no nutre los ojos, la tendencia es mantenerlos cerrados. *(Interpretación directa de Suwen del Canon del Emperador Amarillo, Cap. III).*

肾主水 shen zhu shui

肾主水 Riñón gobierna el agua

El concepto significa que el riñón está a cargo de gobernar y regular el metabolismo del agua y de los fluidos del cuerpo. Su significado abarca tres aspectos:

1) Yin y yang de riñón, en particular yang de riñón, regula los órganos zang-fu en el proceso de metabolización de los fluidos.

2) Función de yang de riñón para vaporizar el agua y los fluidos, regulando la formación de orina.

3) Apertura y cierre de la vejiga, de la cual el riñón es responsable, controlando la excreción de orina.

La adecuada generación y excreción de orina depende de las funciones de vaporización de qi de riñón, de una armónica coordinación entre impulsar y regular por parte de yin y yang de riñón; y de un adecuado funcionamiento en la apertura y cierre de la vejiga.

Traducciones existentes: El riñón controla agua; el riñón regula circulación de agua; ql riñón le concierne el metabolismo de agua; riñón gobierna agua.

Traducciones actuales: El riñón gobierna fluidos; riñón gobierna agua.

Traducción estándar: El riñón gobierna el agua.

Descripción: El término se refiere a las funciones del riñón de gobernar y regular el agua y los fluidos corporales. Consideramos que "gobernar" designa mejor el concepto que otros verbos como "controlar" o "dirigir". La traducción de 水 (*shui*) como "agua" es ya un consenso internacional.

Citas:

❖ El riñón gobierna el agua y su orificio es la uretra, que es el camino por donde fluye la orina. *(Tratado sobre las causas y manifestaciones de diversas enfermedades, Cap. IV).*

❖ El riñón gobierna el agua. En términos de los cinco elementos, 戊己 (*wuji*) es tierra; la tierra restringe agua. Si la enfermedad del riñón se agrava, el paciente posiblemente morirá a la hora Wuji (de 9 p.m. a 11 a.m.). *(Suwen. Tratado de la acupuntura y el calor, anotado por Wang Bing).*

❖ Dado que el riñón gobierna el agua, el edema típico es una enfermedad autogenerada por el agua del riñón. *(Segunda anotación de Prescripciones esenciales de la Caja Dorada y la Caja de Jade, Cap. XIV).*

肾藏精 shen cang jing

肾藏精 Riñón almacena la esencia

El concepto se refiere a la función fisiológica del riñón que consiste en guardar y almacenar qi esencial del cuerpo dentro de sí. El trabajo de almacenar la esencia depende de la capacidad de guardar y absorber de qi de riñón, que a su vez es una manifestación de la función consolidativa y aseguradora de qi. Esencia de riñón se transforma en qi de riñón, el cual promueve la generación y consolidación de la esencia de riñón. Solo cuando qi de riñón es abundante y desempeña adecuadamente sus funciones de consolidación, protección y control, pueden las esencias pre y postnatales almacenarse adecuadamente en el riñón.

Esta esencia posee efectos fisiológicos de suma importancia y funciones tales como facilitar el crecimiento, el desarrollo y la capacidad reproductiva del cuerpo. El riñón almacena y guarda la esencia, permitiendo el reabastecimiento continuo de esencia de riñón o, dicho de otra forma, previniendo su pérdida. Esta función permite que la esencia lleve a cabo sus funciones fisiológicas adecuadamente y es, por ello, fundamental para el organismo.

Traducciones existentes: El riñón almacena la esencia de la vida; el riñón almacena la esencia.

Traducciones actuales: El riñón almacena la esencia; el riñón almacenando esencia.

Traducción estándar: El riñón almacena la esencia.

Descripción: "Riñón almacena esencia" es la traducción comúnmente aceptada en la actualidad. En este libro, se usa oración para traducir los conceptos complicados de MTC, por ello, se sugiere emplear "riñón almacena la esencia" en vez del gerundio "riñón almacenando la esencia".

Citas:

- ❖ El riñón almacena esencia; la esencia alberga la voluntad. (*Lingshu. La raíz del espíritu*).
- ❖ El riñón almacena la esencia. La deficiencia del riñón impide el almacenamiento del semen y da lugar a eyaculaciones involuntarias durante el sueño. (*Trata-*

*do sobre las causas y manifestaciones de diversas enferme-
dades - La deficiencia, el cansancio y la emisión seminal).*

❖ El riñón sano almacena esencia generada por el bazo
y el estómago a partir de los alimentos. Los alimentos
son transformados en esencia y luego transportados
al riñón para su almacenamiento. *(Escritos misceláneos
de médicos famosos de la dinastía Ming, Cap. III).*

肾主纳气 shen zhu naqi

肾主纳气 Riñón gobierna recepción de qi

El concepto significa que el riñón tiene por función recibir
el aire aspirado por el pulmón y mantener en estado normal
la función respiratoria. Esta es, de hecho, una manifestación
de la función de guardar y almacenar de qi de riñón en la
actividad respiratoria. Qi de riñón recibe el aire fresco del
exterior, mantiene la profundidad de la inhalación y previene
la hipopnea. Esta función es fundamental para mantener el
ritmo respiratorio y juega un papel clave en mantener y regular la inhalación y exhalación acompasadas. Solo cuando
el riñón almacena suficiente qi esencial y cumple su función
de recibir qi, el aire fresco puede bajar al riñón y permitir
una respiración natural y rítmica.

Traducciones existentes: La energía de riñón ayuda al
pulmón a regular la respiración; el riñón tiene por función
controlar y promover la inhalación; el riñón absorbe gases;
el riñón gobierna la absorción de qi.

Traducciones actuales: El riñón gobierna absorción de
qi; el riñón gobierna recepción de qi; el riñón gobierna inhalación de aire.

Traducción estándar: El riñón gobierna recepción de qi.

Descripción: 纳 (*na*) no significa "regular", sino "recibir",
por ello, 纳气 (*naqi*) funciona como una frase verbo-objeto y

se puede traducir como "recibir qi" o bien, como preferimos, "gobierna recepción de qi". De las traducciones existentes, "inspiración" es un uso incorrecto.

Citas:

❖ El riñón gobierna la recepción de qi; esto está estrechamente relacionado con el "mar de qi" en el cuerpo humano. *(Recetas eficaces de la Casa Ren, Cap. XVIII).*

❖ El riñón gobierna la recepción de qi: es la fuente donde se genera qi; la puerta de la respiración. *(Anotaciones extensivas de prescripciones esenciales de la Caja Dorada, Vol. I).*

❖ Prolongados jadeos y arritmia respiratoria pueden causar desorden de movimiento de qi y afectara al riñón, pues el pulmón gobierna la exhalación y el riñón, la recepción de qi. *(Comprensión médica, Cap. V).*

天癸 tiangui

天癸 Tiangui

Tiangui es la sustancia que garantiza la maduración genital y la función reproductiva una vez que qi de riñón llega a su plenitud. Específicamente, Tiangui se produce mediante la sucesiva acumulación de esencia de riñón y qi de riñón tras el nacimiento. Dado que la función de Tiangui es madurar y conservar funcionales las capacidades reproductivas del cuerpo, en las mujeres se manifiesta mediante el período menstrual y la posterior ovulación periódica; y en los hombres en la emisión seminal. En ambos casos, Tiangui indica la madurez de los órganos sexuales y la capacidad de procrear. Cuando se pierde la función estimulante de Tiangui, la función reproductiva comenzará a debilitarse y los genitales a atrofiarse, indicando el inicio de la vejez.

Traducciones existentes: Menstruación; la sustancia necesaria para la promoción del crecimiento; función de desarrollo y reproducción del cuerpo humano; esencia de riñón estimulante para el sexo en ambos géneros; tiankui; tian-gui.

Traducciones actuales: La décima celeste; menstruación; esencia reproductiva; esencia de riñón; Tiangui; esencia estimulante del sexo.

Traducción estándar: Tiangui.

Descripción: Tiangui pertenece a la misma categoría que términos como "qi", "yin" o "yang". Es decir, es un término tan arraigado en la cosmovisión de la MTC que para conservar la profundidad de su significado es mejor transliterarlo y no traducirlo.

Citas:

❖ A los catorce años llega Tiangui. El canal Ren es permeable y el canal Chong, pleno. Con él llega la menstruación y la mujer puede concebir. *(Suwen. Teoría verdadera de la remota antigüedad).*

❖ El riñón gobierna los huesos. Los dientes son una extensión de los huesos, a los que nutre la médula. Ergo, cambiarán según Tiangui aumente o disminuya. *(Estándares para la diagnosis y el tratamiento, Cap. XVII).*

命门 mingmen

命门 Puerta de la vida

Puerta de la vida es la raíz de la vida humana y el manantial donde qi se transforma. En su interior guarda qi prenatal, reflejando así la importancia que tienen qi, yin y yang de riñón en el desempeño de la actividad vital. Puerta de la vida tiene tres funciones fisiológicas principales:

1) Está estrechamente relacionada con las funciones reproductivas;

2) Calienta los órganos zang-fu tales como el bazo, el estómago y la vejiga; permitiendo al bazo y al estómago llevar a cabo sus funciones de transportación y transformación, de distribución y excreción del agua y los líquidos corporales y;

3) Gobierna la reproducción.

Traducciones existentes: Puerta de la vida; puerta vital; el "portal vital"; Ming-Men.
Traducciones actuales: Puerta de la vida; mingmen.
Traducción estándar: Puerta de la vida.

Descripción: En tanto raíz de la vida humana, la traducción de 命门 (*mingmen*) por "puerta de la vida" logra dar una imagen suficientemente fiel del concepto mientras expresa su importancia.

Citas:

❖ Puerta de la vida: donde residen esencia y espíritu; donde se conserva qi original. En el hombre, donde se almacena la esperma; en la mujer, donde se conserva el útero. (*Canon de los problemas médicos. Problema No. 36*).

❖ Puerta de la vida: la morada de agua y fuego; el refugio de yin y yang; el mar de qi esencial; el control de la vida y la muerte. (*Apéndice al Canon clasificado. En busca de la verdad*).

❖ Solo con el fuego prenatal de la puerta de la vida pueden los doce canales imprimir vigor y luego transformar, transportar y transitar sin agotarse. La puerta de la vida está en la base misma de los doce canales. (*Canon externo de medicina del Emperador Amarillo - Fuego verdadero de Puerta de la Vida*).

三焦 sanjiao

三焦 Tres cavidades viscerales

Tres cavidades viscerales, también llamado "órgano solitario", es uno de los seis órganos fu y el más grande en tamaño de todos los órganos zang-fu. "Tres" pues se divide en la cavidad superior, media e inferior, y tiene por función gobernar qi de todo el cuerpo y regular el paso del agua. En términos de los canales y colaterales, las conecta el canal *Shaoyang* de la mano, completando la relación interior-exterior el canal del pericardio *Jueyin* de la mano. Médicos de generaciones pasadas han sostenido diversas opiniones con respecto a la forma y sustancia de las tres cavidades viscerales.

Algunos dicen que forman parte de los seis órganos fu; arguyendo que tal como los demás órganos zang-fu, son una parte del cuerpo que desempeñan funciones integrales. Otros, dado que carecen de relación interior-exterior con los cinco órganos zang, las han clasificado como un órgano de mayor tamaño dividido en tres partes distribuidas desde la cavidad torácica hasta la abdominal; y otros más consideran que las tres cavidades viscerales trazan la línea divisoria de los órganos internos en tres regiones: la cavidad visceral superior se encuentra arriba del diafragma; la media entre el diafragma y el ombligo y la inferior debajo el ombligo.

Traducciones existentes: Triple calentador; los triples calentadores (quemadores); tricaloria; Sanjiao (el triple quemador); triple quemador; San-Jiao.

Traducciones actuales: Triple quemador; triple vigorizador; triple calentador; tres cavidades viscerales; Jiao triple.

Traducción estándar: Tres cavidades viscerales.

Descripción: Este es uno de los términos más debatidos y difíciles de traducir de toda la MTC. Algunos académicos se inclinan más hacia la transliteración (*sanjiao*, sin más) por considerar que "quemador" o "calentador" no logra transmitir la profundidad del significado de 焦 (*jiao*). El término en inglés "triple energizer" (triple energizante, vigorizante), si bien tampoco es del todo preciso ha sido aceptado como el estándar internacional por la OMS. Sin embargo, en algunos diccionarios chino-español de medicina china, este término ha sido traducido como "tres cavidades viscerales", que bien explica y refleja la naturaleza del órgano.

Citas:

❖ Las tres cavidades viscerales son el oficial encargado del acueducto; tienen la responsabilidad de dragar y permitir el flujo del agua por todo el cuerpo. *(Suwen. Canon secreto escondido en la Mansión de las Orquídeas).*

❖ Las tres cavidades viscerales son el órgano fu encargado de dragar y de regular el paso del agua. Pertenecen a la vejiga, pero es un órgano fu solitario sin ninguna relación interior-exterior con ningún otro órgano zang. *(Lingshu. La raíz del traslado).*

❖ Las tres cavidades viscerales son donde qi original diverge. Regula qi esencial, distribuyéndolo a los cinco órganos zang y seis órganos fu. *(Canon de los problemas médicos. Problema No. 66).*

胆 dan

胆 Vesícula

La vesícula tiene una doble naturaleza: es uno de los seis órganos fu y también pertenece a los denominados órganos fu extraordinarios. Se encuentra situada en el costado derecho del cuerpo, bajo las costillas y pegada al lóbulo corto de hígado. Es un órgano hueco muscular; en su interior almacena bilis, una de las esencias de qi del cuerpo humano, la cual necesita ser periódicamente excretada. Esta característica de excretar y no almacenar bilis es lo que clasifica a la vesícula como uno de los seis órganos fu. La vesícula también almacena esencia, pero se distingue de otros órganos fu que transportan y transforman comida y agua, y excretan los desechos, por ello es también un órgano fu extraordinario. Sus funciones fisiológicas son almacenar y excretar bilis, así como ayudar al libre flujo de qi de hígado. La conecta el canal de vesícula *Shaoyang* del pie; y completa la relación interior-exterior con el canal de hígado *Jueyin* del pie.

Traducciones existentes: Vesícula; (el orbe) de vesícula; Dan.
Traducciones actuales: Vesícula; Vesícula[MTC].
Traducción estándar: Vesícula.

Descripción: Hay un consenso relativamente amplio en traducir 胆 (*dan*) como vesícula. El ICD-11 de OMS, para diferenciar los conceptos de la MTC de la medicina alópata lo bautizó SpleenTM (Vesícula[MTC]).

Citas:

- ❖ La vesícula es el órgano encargado de impartir la justicia; el juez que toma las decisiones. *(Suwen. Canon secreto escondido en la Mansión de las Orquídeas).*
- ❖ El cerebro, la médula, los huesos, los vasos sanguíneos, la vesícula y el útero se generan a partir de qi de la tierra. Estos seis almacenan la esencia yin, y su imagen es la tierra. Por almacenar y no descargar, toman el nombre de órganos fu extraordinarios. *(Suwen. Teoría suplementaria de los cinco órganos Zang).*
- ❖ La vesícula es el órgano fu que almacena bilis. *(Canon de los problemas médicos - Problema No. 35).*

胆气 danqi

胆气 Qi de vesícula

El concepto se refiere al qi esencial de vesícula, así como a la base sustancial y fuerza motriz que permite a la vesícula generar y excretar bilis y gobernar la toma de decisiones. Qi de vesícula es la esencia de todo el cuerpo distribuida a la vesícula para llevar a cabo funciones específicas tales como gobernar las decisiones y regular las emociones. Por ello, la vesícula juega un papel fundamental en las actividades mentales y espirituales del ser humano, especialmente en juzgar y decidir. Las personas con qi de vesícula fuerte (con agallas) son buenos tomadores de decisiones, poco proclives a la influencia de estímulos externos y diestros en recuperar pronto el equilibrio emocional cuando lo pierden; las personas con qi de vesícula débil son indecisos, vacilantes y sumamente proclives a manifestar patologías espirituales y emocionales tales como timidez, miedo, insomnio, sueño, etc.

Traducciones existentes: Energía de vesícula; qi de vesícula; vesícula-Qi.
Traducciones actuales: Qi de vesícula; vesícula-qi.
Traducción estándar: Qi de vesícula.

Descripción: Atendiendo a la traducción de términos similares, sugerimos traducir 胆气 (*danqi*) por "qi de vesícula".

Citas:

❖ Un pulso largo y sólido, al tacto cual viga horizontal bajo los dedos, indica insuficiencia de qi de vesícula. (*Suwen. Discusión sobre lo extraordinario*).

❖ A esto se denomina deficiencia de qi de vesícula y debe tratarse tonificando. (*Tratado sobre las causas y manifestaciones de diversas enfermedades. Vesícula*).

❖ Cuando qi de vesícula no fluye y se fuga al exterior, los ojos devienen de color azul verdoso. *(Canon del pulso, Cap. V).*

胆汁 danzhi

胆汁 Bilis

La bilis es líquido esencial que surge de la transformación del excedente de qi de hígado y se almacena en la vesícula. Se trata de un líquido amarillo verdoso que, tras generarse en el hígado, ingresa en la vesícula, donde se condensa y se almacena. Gracias a las funciones de flujo y descarga de qi de hígado, la bilis almacenada en la vesícula se excreta para luego fluir hasta el intestino y favorecer la absorción y digestión de alimentos. La disfuncionalidad del hígado o la vesícula impide la generación y secreción de bilis, lo cual afecta las funciones de descomposición, transportación y transformación del bazo y del estómago, generando síntomas tales como inapetencia, distensión abdominal, diarrea, etc.

Traducciones existentes: Bilis; hiel.
Traducciones actuales: Bilis; bilis cística.
Traducción estándar: Bilis.

Descripción: Los diccionarios especializados en MTC publicados tras 1995 (en inglés) no registran el término 胆汁 *(danzhi)*. Sugerimos la traducción "bilis".

Citas:

❖ A los cincuenta años, qi de hígado comienza a debilitarse, los lóbulos del hígado a reducirse, la bilis a disminuir y los ojos a ver borroso. *(Lingshu. Los días y los años).*
❖ La tos de vesícula se caracteriza por tos y vómito de bilis. *(Suwen. Tratado sobre la tos).*

❖ Esto no solo se debe a que la bilis abunde cuando la sangre de hígado abunda, ni a que decrezca cuando la sangre de hígado disminuye. *(Canon externo de medicina del Emperador Amarillo - Vesícula y madera).*

胃 wei

胃 Estómago

Uno de los seis órganos fu, el estómago está localizado en la cavidad visceral media y dividido en tres partes: superior, media e inferior. Su parte superior se denomina cardias y está pegada al esófago; su parte inferior se llama píloro, conecta al estómago con el intestino delgado, trazando el camino por el cual los alimentos ingresan en el estómago y salen de él. El estómago es un órgano de vital importancia para la digestión y absorción de sólidos y líquidos, razón por la cual su función fisiológica principal es recibir y descomponer los alimentos ingeridos. Tanto el estómago como el bazo se encuentran en la cavidad visceral media y su elemento es tierra. El estómago se asocia a yang, al canal *Yangming* y a la tierra seca. El bazo se asocia a yin, al canal *Taiyin* y a la tierra húmeda. Al estómago lo conecta el canal de estómago *Yangming* del pie, y completa la relación interior-exterior con su contraparte el canal de bazo *Taiyin* del pie.

Traducciones existentes: Estómago; el orbe estomacal; Wei.
Traducciones actuales: Estómago, Estómago[MTC].
Traducción estándar: Estómago.

Descripción: Comúnmente traducido por "estómago". El ICD-11 de OMS, para diferenciar los conceptos de la MTC de la medicina alópata lo bautizó StomachTM (Bazo[MTC]).

Citas:

❖ El estómago es el mar de comida y agua; el manantial de los seis órganos fu. Cuando los alimentos de los cinco sabores ingresan por la boca en el cuerpo, estos se almacenan en el estómago para luego transformarse (por el bazo) y así nutrir los cinco órganos zang. *(Suwen. Teoría suplementaria de los cinco órganos Zang).*

❖ El estómago es la raíz de los cinco órganos zang: todos dependen del estómago para nutrirse. *(Suwen. Teoría de los órganos Zang del Cajón de Jade).*

❖ El cardias es la parte superior del estómago; el píloro, la inferior. *(Canon de los problemas médicos - Problema No. 44).*

胃气 weiqi

胃气 Qi de estómago

Qi de estómago se refiere a qi esencial, es la base sustancial y fuerza motriz de actividades fisiológicas tales como la recepción y descomposición de los alimentos. El estado de qi de estómago se refleja en el pulso, en la lengua, en el rostro, en las funciones digestivas, etc. Las actividades orgánicas de qi de estómago se manifiestan en dos aspectos:

1) Digestión y absorción de comida y agua. Qi de estómago impulsa el movimiento gastrointestinal para cumplir con sus funciones de recepción y descomposición de los alimentos, y así garantizar una digestión preliminar y el descenso puntual del quimo. Este proceso sienta las bases para una posterior digestión y asimilación adecuada.

2) El pulso. La debilidad o contundencia del pulso es un indicador crucial para determinar qi de estómago y las condiciones de la enfermedad o la salud. La complexión facial y la saburra lingual también son indicadores del estado de qi de estómago.

Traducciones existentes: Fuerza del estómago; energía de estómago; reflejo de la función estomacal en pulso; Chi de estómago; Qi de estómago.

Traducciones actuales: Qi gástrico; qi de estómago.

Traducción estándar: Qi de estómago.

Descripción: El término se divide en 胃 (*wei*), estómago y 气 (*qi*), qi. La traducción estándar internacionalmente aceptada es "qi de estómago".

Citas:

❖ La ausencia de qi de estómago se denomina contraflujo; el contraflujo lleva a la muerte... el pulso carente de qi de estómago se denomina "pulso visceral verdadero". (*Suwen. Manifestaciones de qi en personas sanas*).

❖ Cuando factores patógenos invaden la vesícula, la enfermedad desemboca en el estómago. La secreción de bilis producirá un sabor amargo en la boca; el flujo inverso de qi de estómago producirá vómito de fluidos amargos. (*Lingshu. Las cuatro estaciones*).

❖ Si tras comer fideos o algún alimento semejante, el paciente no presenta síntomas de fiebre, significa que su qi de estómago está presente y que la enfermedad es curable. (*Tratado de los daños por patógeno frío*).

胃阴 weiyin

胃阴 Yin de estómago

Yin de estómago se refiere a los líquidos yin cuyas funciones, por oposición a yang de estómago, son apaciguar, humedecer y nutrir. Estos fluidos yin son fundamentales para la recepción y descomposición de comida y agua ingeridas, así como para transportar qi esencial a bazo y nutrir los demás órganos zang-fu. El estómago se caracteriza por preferir lo húmedo a lo seco, razón por la cual le es fundamental mantener una abundante cantidad de fluidos yin que faciliten la recepción y descomposición de los alimentos y conduzcan los residuos en dirección descendente. La recepción y descomposición de los alimentos no dependen únicamente de las funciones de impulso y evaporación llevadas a cabo por qi de estómago y yang de estómago: también requieren que los fluidos yin humecten el estómago. Solo cuando los fluidos yin son abundantes, el estómago puede recibir, descomponer y transportar hacia abajo.

Traducciones existentes: Fluidos en el estómago; yin de estómago.
Traducciones actuales: Yin de estómago; yin gástrico.
Traducción estándar: Yin de estómago.

Descripción: Siguiendo el consenso internacional y la unificación terminológica, sugerimos la traducción "yin de estómago".

Citas:

- ❖ Los fluidos se originan en el riñón. Cuando yin de estómago es deficiente, yin de riñón acude en su ayuda, pero corre el riesgo de agotarse también. (*Conocimiento médico, Cap. II*).
- ❖ La técnica de aguja caliente favorece yang, pero lesiona yin. La deficiencia de yin de estómago causa la deficiencia de qi nutricional. (*Fórmulas para el alivio universal. Enfermedades por frío*).
- ❖ Al tonificar yin de estómago a través de humedecerlo, los fluidos corporales resurgirán, permitiendo el descenso de qi de estómago. (*Casos médicos: una guía a la práctica clínica, Cap. III*).

胃阳 weiyang

胃阳 Yang de estómago

Yang de estómago, es decir el qi de naturaleza yang de estómago, contrario a yin de estómago tiene por función calentar, impulsar y evaporar. La función principal de yang de estómago es impulsar y evaporar todos los alimentos ingeridos y se manifiesta en dos planos: la descomposición y el descenso. Una vez yang de estómago se evapora y descompone los alimentos ingeridos, la esencia es absorbida y luego transportada por qi de bazo para nutrir todo el cuerpo. Luego, yang de estómago impulsa el quimo no digerido, ayudándolo a descender al intestino delgado y continuar con el siguiente proceso de digestión.

Tanto el estómago como el bazo se sitúan en la cavidad visceral media, pero se diferencian en que el bazo es tierra yin, se entiende con lo seco, no con lo húmedo, en tanto que el estómago es tierra yang, se entiende con lo húmedo, no con lo seco. El bazo fácilmente se torna húmedo: yang de estómago acude a controlar la humedad; el estómago fácilmente se torna seco: yin de bazo acude a restringir la sequedad. Esta relación de interdependencia de yin y yang, humedad y sequedad entre el bazo y el estómago funciona como un regulador natural que permite las condiciones para la existencia de la dualidad de recepción y transportación, ascenso y descenso entre ambos órganos.

Traducciones existentes: Yang de estómago; función del estómago; yang en el estómago.
Traducciones actuales: Yang de estómago, yang gástrico.
Traducción estándar: Yang de estómago.

Descripción: Siguiendo el consenso internacional y la unificación terminológica, sugerimos la traducción "yang de estómago".

Citas:

❖ El bazo y el estómago son fundamentales para el cuerpo: yang de estómago gobierna qi; yin de bazo gobierna la sangre. *(Recetas eficaces de la Casa Ren, Cap. VI).*

❖ En el presente caso puede apreciarse deficiencia en yin de estómago, yang de estómago, así como deficiencia del bazo, del estómago e intestino. *(Casos médicos: una guía a la práctica clínica, Cap. III).*

❖ Cuando los síntomas son calor hirviente y no ceden con transpiración inducida, la enfermedad tiene por causa exceso de yang de estómago y calor interno. *(Explicaciones medicinales de Changsha, Cap. I).*

胃主受纳 wei zhu shouna

胃主受纳 Estómago gobierna recepción

El concepto se refiere a la función fisiológica del estómago de recibir y almacenar los alimentos ingeridos. La comida entra en el organismo por la boca, atraviesa el esófago mediante la acción de deglutir, y bajo la función de descenso de qi de estómago, llega al estómago, el cual la recibe y almacena temporalmente. La recepción de los alimentos por qi de estómago es la base de la descomposición, de la digestión y de la absorción. Por consiguiente, qi de estómago juega un papel fundamental en las actividades vitales del cuerpo. El estado de esta función se refleja en el apetito y en la cantidad de comida que puede ingerirse.

Traducciones existentes: El estómago administra recepción; al estómago le concierne la recepción; el estómago gobierna recepción.

Traducciones actuales: El estómago controla recepción; el estómago gobierna entrada; estómago gobierna recepción de comida; estómago recibe alimentos y bebidas; el estómago gobierna recepción.

Traducción estándar: El estómago gobierna recepción.

Descripción: Existen múltiples traducciones para este concepto y principalmente se centran en 主 (*zhu*) y 受纳 (*shouna*). Se sugiere traducir 主 (*zhu*) por "gobernar", pues es un término más objetivo y aceptado y 受纳 (*shouna*), por "recibir", lo cual incluye la entrada y la absorción.

Citas:

❖ El estómago gobierna la recepción de comida y agua. Cuando vientos patógenos atacan al estómago, los alimentos no pueden descender. *(Canon clasificado, Cap. XV)*.

❖ Dado que el estómago gobierna la recepción, la náusea tras la ingestión de alimentos es síntoma de *Yangming*. *(Espejo Dorado de la Medicina, Cap. IV)*.

❖ El estómago gobierna la recepción; el bazo gobierna la digestión. Cuando los alimentos entran, pero no se digieren, es síntoma de deficiencia del bazo. *(Gran compendio de clásicos oftalmológicos, Cap. III)*.

胃主腐熟 wei zhu fushu

胃主腐熟 Estómago gobierna descomposición

El concepto se refiere a la función del estómago de llevar a cabo una digestión preliminar y producir quimo. Una vez qi de naturaleza yang de estómago cumple su función de descomponer los alimentos, la esencia es absorbida y luego transportada por qi de bazo para nutrir todo el cuerpo. El quimo resultante no digerido desciende al intestino delgado para continuar con el proceso de digestión. Las funciones de recepción y descomposición del estómago necesitan estar en mutua coordinación con las funciones de transportación y transformación del bazo; solo así los alimentos pueden transformarse en esencia, qi, sangre y fluidos y nutrir todo el cuerpo.

Traducciones existentes: Función de estómago para digerir comida; al estómago le concierne la digestión; el estómago gobierna descomposición.

Traducciones actuales: El estómago digiere comida; el estómago gobierna descomposición; el estómago gobierna digestión.

Traducción estándar: El estómago gobierna descomposición.

Descripción: "Descomponer" no es lo mismo que "digerir". Aquel se refiere al primer proceso de separación llevado a cabo en el estómago, por lo cual traducirlo como "digestión" sería impreciso. Dado que "descomponer" incluye los significados de separar y degradar, emplear este verbo es mucho más adecuado para expresar el proceso de descomponer alimentos que lleva a cabo el estómago según la MTC. Por ende, se sugiere la traducción "estómago gobierna descomposición".

Citas:

- ❖ El estómago gobierna la descomposición de los alimentos; qi esencial transformado de la esencia ingerida surge en el cardias, situado en la parte superior del estómago, y de ahí se transporta al bazo. *(Remanentes de decreto médico, Tomo II).*
- ❖ El estómago gobierna la descomposición de los alimentos; el intestino grueso gobierna la transmisión del alimento digerido. *(Estándares para la diagnosis y el tratamiento, Cap. LXXXV).*

胃主通降 wei zhu tongjiang

胃主通降 Estómago gobierna descenso

El concepto se refiere a la función mediante la cual qi de estómago, tras descomponer los alimentos ingeridos, los envía mediante un movimiento descendente hasta el intestino. Qi de estómago se caracteriza por su movimiento descendente; por despejar y permitir el libre flujo hacia abajo. Esta función descendente se manifiesta en cuatro aspectos relacionados con el proceso de digestión de los alimentos y de excreción de los residuos.

1) El estómago recibe y acomoda los alimentos (por oposición a rechazarlos).

2) Qi de estómago descompone los alimentos y produce quimo, que luego baja al intestino delgado para proseguir con la digestión.

3) Los residuos de los alimentos descienden al intestino grueso y, tras secarse, se transforman en heces.

4) La excreción regular de heces, otra manifestación de la interrelación yin yang entre estómago y bazo, reside en que el estómago gobierna el descenso de lo turbio, en tanto que el bazo gobierna el ascenso de lo limpio. Si al bazo no le cuesta cumplir su función de ascenso es señal de salud; si al estómago le resulta fácil llevar a cabo el descenso es señal de armonía; la coordinación armónica entre ascenso del bazo y descenso del estómago permite una adecuada digestión y absorción de los alimentos.

Traducciones existentes: El estómago impulsa alimentos y los transmite hacia abajo; el estómago sirve para transmitir comida digerida hacia abajo; el estómago domina el envío de comida digerida.

Traducciones actuales: El estómago impulsa la comida para transmitirla hacia abajo; el estómago gobierna descenso de alimentos.

Traducción estándar: El estómago gobierna descenso.

Descripción: El término 胃主通降 (*wei zhu tongjiang*) normalmente se ha traducido como "el estómago impulsa los alimentos y los transmite hacia abajo", refiriéndose al proceso de digestión preliminar y la producción de quimo que luego desciende al intestino. Sin embargo, por juzgarlo más preciso, sugerimos traducirlo como "el estómago gobierna descenso", que tiene una estructura gramatical de sustantivo-verbo-sustantivo igual que los términos relacionados.

Citas:

❖ El bazo gobierna el ascenso de lo limpio de yang; el estómago gobierna el descenso de lo turbio de yin. En términos de los cinco elementos, tanto el bazo como el estómago son tierra y ambos temen la humedad. (*Comentarios a Clásico de materia médica, Cap. II*).

❖ El bazo se encarga de ascender lo claro; el estómago de descender lo turbio. Cuando lo claro sube y lo turbio baja, el abdomen está en armonía. (*Explicaciones de temas no resueltos en el Tratado de los daños por patógeno frío, Cap. X*).

小肠 xiaochang

小肠 Intestino delgado

El intestino delgado es uno de los seis órganos fu. Se sitúa en el abdomen; su oquedad superior se conecta con el estómago en el píloro y su cavidad inferior con el intestino grueso en la unión iliocecal. El intestino delgado es un tracto largo, curvo y serpenteante que se divide en duodeno, yeyuno e íleon. Es un órgano de fundamental importancia que desempeña funciones de digestión de los alimentos, absorción de sus nutrientes y descenso de los desechos. Sus funciones fisiológicas consisten en recibir el quimo, transformarlo y separar los nutrientes claros de los residuos turbios.

Lo conecta el canal de intestino delgado *Taiyang* de la mano, y completa la relación interior-exterior con su contraparte el canal de corazón *Shaoyin* de la mano.

Traducciones existentes: Intestino delgado; Xiaochang.
Traducciones actuales: Intestino delgado.
Traducción estándar: Intestino delgado.

Descripción: Si bien el concepto de intestino delgado de la anatomía moderna no es exactamente igual al 小肠 (*xiaochang*) de la MTC, por compartir la misma estructura la traducción "intestino delgado" es aceptable.

Citas:

❖ El intestino delgado es el órgano responsable de recibir los alimentos descompuestos por el estómago y de separar los nutrientes limpios de los desechos turbios. *(Suwen. Canon secreto escondido en la Mansión de las Orquídeas).*

❖ El intestino delgado, situado debajo del estómago, recibe los alimentos ingeridos y descompuestos por el estómago y separa lo limpio de lo turbio. Los fluidos fluyen hacia el frente (la vejiga) y los desechos sólidos hacia atrás (el intestino grueso). Qi de bazo transforma y asciende lo claro; el intestino delgado digiere y desciende lo turbio. Así se transforman y se excretan los alimentos. *(Canon clasificado, Cap. III).*

大肠 dachang

大肠 Intestino grueso

El intestino grueso es uno de los seis órganos fu. Se sitúa en el abdomen, conecta con el intestino delgado en la unión ileocecal y desciende hasta terminar en el ano; su parte superior es el intestino *hui* (espiral), el cual comprende lo que en anatomía moderna se denomina íleon y colon; su parte inferior es el intestino *guang* (amplio), el cual comprende el colon sigmoide y el recto. El intestino grueso es un tracto hueco y zigzagueado encargado de la absorción del agua de los residuos de los alimentos, de formar las heces y de excretarlas. Su función primordial es conducir los desechos y absorber el agua. Lo conecta el canal de intestino grueso *Yangming* de la mano y completa la relación interior-exterior con su contraparte el canal de pulmón *Taiyang* de la mano.

Traducciones existentes: Intestino grueso; Dachang.
Traducciones actuales: Intestino grueso.
Traducción estándar: Intestino grueso.

Descripción: Si bien el concepto de intestino grueso de la anatomía moderna tiene ciertas divergencias con el concepto de 大肠 (*dachang*) en la MTC, por compartir la misma estructura, la traducción "intestino grueso" es aceptable.

Citas:

❖ El intestino grueso es el oficial a cargo del transporte; el responsable de eliminar los desechos del cuerpo. *(Suwen. Canon secreto escondido en la Mansión de las Orquídeas).*

❖ El intestino grueso y el intestino delgado se conectan en la unión ileocecal y terminan en el ano. *(Canon de los problemas médicos - Problema No. 44).*

膀胱 **pangguang**

膀胱 **Vejiga**

La vejiga es uno de los seis órganos fu. Ubicada en el abdomen bajo y semejante en forma a una bolsa, se conecta con el riñón arriba, mediante los uréteres; abajo se une con la uretra y termina en el meato urinario (yin delantero). La vejiga tiene por función almacenar fluidos y excretar orina; el canal de vejiga *Taiyang* del pie interactúa en una relación interior-exterior con el canal de riñón *Shaoyin* del pie. Tras la metabolización de los órganos zang-fu, los fluidos corporales descienden hasta llegar a la vejiga, donde mediante la función transformadora de qi de riñón, se separa lo claro de lo turbio: el organismo recicla los líquidos claros y excreta los turbios. La función de almacenar los líquidos y desechar la orina depende de las funciones de evaporación y retención de qi de riñón. Cuando el riñón no logra transformar qi o almacenar la orina, se pierde el control del orificio uretral y ello desemboca en dificultad o urgencia al orinar, micción frecuente, enuresis e incontinencia.

Traducciones existentes: Vejiga; vejiga urinaria; Pangguang.
Traducciones actuales: Vejiga; vejiga urinaria.
Traducción estándar: Vejiga.

Descripción: Sugerimos traducir 膀胱 (*pangguang*) como "vejiga".

Citas:

❖ La vejiga es el oficial a cargo de las reservas; almacena los líquidos y mediante la transformación de qi excreta la orina. *(Suwen. Canon secreto escondido en la Mansión de las Orquídeas).*

❖ El riñón coopera con la vejiga. La vejiga es el órgano fu que almacena temporalmente los líquidos. *(Lingshu. La raíz del traslado).*

❖ Si la vejiga está obstruida, hay dificultad al orinar; si no hay control, se produce incontinencia urinaria. *(Suwen. Interpretación de los cinco qi).*

孤腑 gufu

孤腑 Órgano fu solitario

El órgano fu solitario se refiere a las tres cavidades viscerales (*sanjiao*). De los seis órganos fu, las tres cavidades viscerales son el único órgano que carece de relación directa de yin y yang, interior y exterior con los cinco órganos zang, de ahí el epíteto "solitario". Con funciones transformadoras y más grandes que todos los demás órganos, las tres cavidades viscerales se unen, arriba, con el pericardio y hacen fluir al fuego de corazón y, abajo, pertenecen a la vejiga, se unen con el riñón, comunican arriba y abajo y establecen todas las relaciones. Por ello se les llama el guardián exterior de los cinco órganos zang y seis órganos fu.

Traducciones existentes: Único órgano hueco; órgano hueco solitario; la víscera hueca solitaria; entraña solitaria; víscera-fu solitaria; órgano-fu solitario; triple calentador.
Traducciones actuales: Órgano-fu solitario; triple calentador.
Traducción estándar: Órgano fu solitario.

Descripción: Órgano fu solitario no es más que otra forma de llamarle tres cavidades viscerales. El término, sin embargo, tiene por función resaltar que se trata del único órgano fu que carece de relación directa de yin y yang, interior y exterior con los cinco órganos zang. Por ello, no es apropiado sustituir "órgano fu solitario" por "tres cavidades viscerales". Dado que 腑 (*fu*) lo traducimos por "órgano" u "órgano fu", sugerimos traducir 孤腑 (*gufu*) como "órgano fu solitario".

Citas:

❖ Las tres cavidades viscerales son el órgano responsable de drenar y regular el flujo del agua. Pertenece a la vejiga: es el órgano fu solitario. *(Lingshu. Canon secreto escondido en la Mansión de las Orquídeas).*

❖ Cada órgano fu tiene un correspondiente órgano zang, excepto las tres cavidades viscerales; por ello se les llama órgano fu solitario. *(Remanentes de decreto médico, Tomo I).*

脑 nao

脑 Cerebro

Situado en el cráneo y formado por médula, el cerebro es uno de los llamados "órganos fu extraordinarios". El cerebro es el lugar donde la esencia, la médula y el espíritu se concentran y originan. Sus funciones principales son gobernar las actividades vitales, mentales y sensoriales y comprenden tres aspectos:

1) Actividades vitales. El cerebro es la bisagra de la vida y por ello el encargado de gobernar las actividades vitales.

2) Actividades mentales, incluido el pensamiento, la consciencia y las emociones, las cuales son reflejo de los objetos, fenómenos y estímulos externos.

3) Sentidos y movimiento. El cerebro controla espíritu original, espíritu controla el movimiento de qi y, por ello, el cerebro gobierna el movimiento del cuerpo.

Traducciones existentes: Cerebro; encéfalo; Nao.
Traducciones actuales: Cerebro.
Traducción estándar: Cerebro.

Descripción: Si bien la concepción de 脑 (*nao*) en la MTC y "cerebro" en medicina occidental moderna no es absolutamente equivalente, ambos se refieren al mismo órgano físico situado en el mismo lugar. Dado que el término pertenece a la estructura primordial del cuerpo humano, más allá de las divergencias sugerimos la traducción "cerebro".

Citas:

❖ El cerebro es el mar de médula: impacta en los acupuntos localizados respectivamente en Baihui (parte superior de la cabeza) y en Fengfu (parte inferior de la cabeza, GV16). *(Lingshu. Teoría de los mares).*

❖ Toda médula pertenece al cerebro. *(Suwen. La formación de los cinco órganos zang).*

❖ El cerebro alberga el espíritu original; la nariz es el orificio de la puerta de la vida. *(Compendio de materia médica, Cap. XXXIV).*

女子胞 nüzibao

女子胞 Útero

Uno de los seis órganos fuextraordinarios, el útero es el órgano reproductor interno femenino. Dos son sus funciones:

1) Gobernar el fenómeno fisiológico de la descarga periódica de sangre tras la maduración de las células reproductivas femeninas llamado menstruación. El surgimiento de la menstruación es el resultado de la interacción entre los óganos zang-fu, los canales y colaterales, qi, sangre y el Tiangui sobre el útero. La integridad funcional y fisiológica del útero está directamente relacionada con la menstruación, por ello se dice que el útero gobierna la menstruación.

2) Gobernar el embarazo. El útero es el órgano encargado de la concepción. Cuando la mujer alcanza la edad reproductiva, tras la menstruación comienza a producir óvulos, momento a partir del cual el útero tiene la capacidad de generar un embrión.

Traducciones existentes: Útero; matriz; Nüzibao.
Traducciones actuales: Útero.
Traducción estándar: Útero.

Descripción: El concepto 女子胞 (*nüzibao*) de la MTC es semejante al de "útero" en la medicina moderna occidental, sus funciones también son iguales. Sugerimos traducir el término como "útero", que es más técnico que "matriz".

Citas:

❖ Cerebro, médula, huesos, vasos, vesícula y útero surgen todos a partir de qi de la tierra. Todos almacenan esencia yin, de la misma forma que la tierra sostiene y soporta. Por su capacidad de almacenar y no descargar se denominan "órganos fu extraordinarios". *(Suwen. Teoría suplementaria de los cinco órganos Zang)*

❖ El esfuerzo excesivo daña la sangre y qi. Si la relación entre frío y calor está desajustada en el cuerpo, la intrusión de viento frío patógeno puede llevar la enfermedad a albergarse en el útero. *(Tratado sobre las causas y manifestaciones de diversas enfermedades - Dificultades en la concepción).*

❖ La matriz, léase el útero, es un órgano fu extraordinario en tanto recibe qi esencial (semen) y concibe el embrión en su interior. *(Canon clasificado, Cap. IV).*

血海 xuehai

血海 Mar de sangre

Mar de sangre, también llamado 冲脉 (*chongmai*), es uno de los cuatro mares donde la sangre de los doce canales se concentra y distribuye. Chongmai es el mar de los doce canales; arriba permea los canales yang y abajo irriga los tres yin. Se le llama "el mar de los cinco órganos zang y seis órganos fu" pues es la vía por donde circulan el qi y la sangre de los órganos zang-fu; y también se le llama "mar de sangre", pues la totalidad de qi y sangre de los órganos zang-fu, y de los canales y colaterales desciende para irrigarlo. Como mar de sangre tiene por función almacenar la sangre, el útero puede cumplir su función fisiológica menstrual y así como concebir.

Traducciones existentes: Mar de sangre (vaso sanguíneo de paso o hígado); mar de sangre (el vaso penetrante, hígado o SP-10); represa de sangre.
Traducciones actuales: Mar de sangre; represa de sangre.
Traducción estándar: Mar de sangre.

Descripción: En la MTC 血海 (*xuehai*) significa "mar de sangre" y tiene tres significados:
1) *Chongmai* 冲脉, también llamado "mar de los doce canales".
2) El acupunto "mar de sangre".
3) El hígado. Puede traducirse directamente como "mar de sangre", pero según el contexto sugerimos añadir una nota explicativa.

Citas:

❖ En el cuerpo humano se encuentran los siguientes mares: mar de médula, mar de sangre, mar de qi y mar de comida y agua... Cuando mar de sangre es más que abundante, el paciente con frecuencia se siente hinchado y molesto, pero es incapaz de describir la enfermedad. (*Lingshu. Teoría de los mares*).

❖ *Chongmai* es el mar de sangre de los doce canales: permea e irriga los músculos e intersticios. (*Canon clasificado, Cap. XVII*).

髓海 suihai

髓海 Mar de médula

Mar de médula, también llamado cerebro, es uno de los cuatro mares del cuerpo y el lugar donde se concentra el fluido médula. La esencia médula del cuerpo humano deriva de la esencia del riñón y viaja a lo largo del canal Du hasta los ventrículos cerebrales para finalmente albergarse en el cerebro. Por su función de almacenar esencia médula, al cerebro también se le llama "mar de médula". La médula del cerebro es producto de la concentración de la esencia prenatal. Tras el nacimiento, la médula se nutre de qi esencial albergado en el riñón, así como de los nutrientes de comida y agua. Cuando tanto esencia de riñón como esencia postnatal (nutrientes de los alimentos) son abundantes, mar de médula estará bien nutrido; de lo contrario, será deficiente.

Traducciones existentes: Cerebro; mar de médula; represa de médula; mar de médulas.

Traducciones actuales: Mar de médula; represa de médula.

Traducción estándar: Mar de médula.

Descripción: Si bien 髓海 (*suihai*), mar de médula, designa también al cerebro, es un término tras el cual subyace el pensamiento de la cultura y la medicina tradicional chinas. Por esta razón, traducirlo directamente como "cerebro" es inadecuado. Sugerimos emplear el término "mar de médula".

Citas:

❖ En el cuerpo humano se encuentran los siguientes mares: mar de médula, mar de sangre, mar de qi y mar de comida y agua... Mar de médula se refiere al cerebro. (*Lingshu. Teoría de los mares*).

❖ El riñón gobierna mar de médula. Ergo, los alimentos salados se dirigen a mar de médula. (*Gran simplicidad de Canon interno del Emperador Amarillo, Cap. XXIX*).

水谷之海 shuǐ gǔ zhī hǎi

水谷之海 Mar de comida y agua

"Mar de comida y agua", también llamado estómago, es uno de los cuatro mares del cuerpo; se refiere al lugar donde se concentran los alimentos, tanto los sólidos como los líquidos. El estómago tiene por función recibir y almacenar los alimentos en su interior; está conectado con el bazo en una relación interior y exterior; y entre ambos comparten la importante tarea de generar qi y sangre. "Mar de comida y agua" es la raíz postnatal, cuyo papel en la prevención de enfermedades y nutrición vital es de una importancia mayúscula para el organismo. La generación de esencia, qi, sangre y fluidos depende de las sustancias nutritivas, es decir de la transformación de los alimentos ingeridos. Por ello, al estómago también se le conoce como el "mar de comida y agua, qi y sangre". Los alimentos ingeridos ingresan en el estómago y, tras la descomposición, bajan al intestino delgado para continuar con el proceso de digestión y asimilación. Por ello se dice que el estómago gobierna el descenso, el cual es fundamental para la armonía del organismo.

Traducciones existentes: El mar de agua y cereales; mar de agua y comida; represa de bebidas y comidas; mar de granos y agua; estómago.

Traducciones actuales: Mar de agua y comida; represa de comida y bebida.

Traducción estándar: Mar de comida y agua.

Descripción: El término se compone de dos partes: 水谷 (*shuigu*), que se refiere a granos y agua, y 海 (*hai*), el mar. Como los granos y cereales eran el principal componente de la comida en la Antigua China, de ahí la traducción "mar de granos y agua". Sin embargo, es preferible no emplear el término "granos" ni "cereales" en la traducción por ser anacrónica. Puede traducirse literalmente como "comida y agua", que es más sucinto y concuerda con las normas internacionales comunes.

Citas:

❖ Estómago: mar de comida y agua, manantial supremo de los seis órganos fu. *(Suwen. Teoría suplementaria de los cinco órganos zang).*

❖ Estómago: mar de comida y agua... exceso en el mar de comida y agua trae la distensión abdominal. *(Lingshu. Teoría de los mares).*

❖ El estancamiento de madera de hígado inhibe al bazo y al estómago. Cuando tierra de bazo es restringida, qi de madera se lesiona. *(Canon externo de medicina del Emperador Amarillo·Madera de hígado).*

君火 junhuo

君火 Fuego monarca

El fuego monarca se refiere al fuego del corazón, es decir al qi de naturaleza yang del corazón, cuyas funciones, opuestas a las del fuego misnistro, son calentar y estimular los órganos zang-fu. El corazón es el monarca; el soberano de los cinco órganos zang y seis órganos fu. Atendiendo a la correspondencia entre los órganos y los cinco elementos, el corazón es fuego, de ahí que yang de corazón se conozca también como fuego monarca: ahí reside la base motriz de las actividades vitales. El fuego monarca está en estrecha e indisoluble relación con espíritu de corazón (consciencia, mente, actividades intelectuales) y con la función del corazón de gobernar la sangre y los vasos (transformación y circulación de la sangre). El fuego monarca se sitúa en la cavidad visceral superior y es responsable de todo el cuerpo. Fuego ministro, su contraparte relativa, se encuentra almacenado y escondido en la cavidad visceral inferior; también calienta y nutre los órganos zang-fu. Estos dos tipos de fuego son opuestos complementarios que se generan, se inhiben y se coordinan para calentar los órganos zang-fu y estimular el crecimiento y desarrollo del organismo.

Traducciones existentes: Fuego monarca; fuego jefe (corazón); fuego rey; fuego soberano.

Traducciones actuales: Fuego cardíaco; fuego soberano.

Traducción estándar: Fuego monarca.

Descripción: Dado que el corazón es el órgano soberano, el "fuego monarca" se conoce también como "fuego de corazón". "Monarca" es una palabra con múltiples sinónimos: emperador, rey, soberano, etc. Claro, que todos estos términos tienen un contexto histórico y cultural concreto, que no es exactamente el mismo que evoca el 君主 (junzhu) de la China feudal. Dado que "soberano" se refiere a un poder absoluto y sin rienda, consideramos que "monarca" (aquel que gobierna un país o un imperio) se acerca mejor al significado del concepto. Por ello sugerimos traducirlo por "fuego monarca".

Citas:

❖ El corazón, fuego monarca, gobierna el espíritu. Por ello debe permanecer tranquilo y en sosiego. (*Secretos del Recinto de Orquídeas, Tomo I*).

❖ El "*Clásico inmortal*" reza: "corazón es fuego monarca; riñón fuego ministro". (*Exploración de las patologías y etiologías misteriosas basada en Suwen*).

相火 xianghuo

相火 Fuego ministro

Fuego ministro se refiere al fuego almacenado en el hígado, la vesícula, el riñón y las tres cavidades viscerales. Es el responsable de calentar y nutrir los órganos zang-fu, y gobierna la reproducción. Por oposición al fuego de corazón o fuego monarca, el fuego de todos los demás órganos zang-fu se denomina fuego ministro. El fuego monarca se encuentra en el corazón, gobierna el espíritu y la mente y se caracteriza por brillar al exterior. Por el contrario, el fuego ministro se encuentra en el hígado y el riñón, recibe órdenes y se caracteriza por estar guardado y oculto. Cuando la mente está lúcida, las actividades vitales serán ordenadas y estables; el fuego ministro estará adecuadamente resguardado y podrá cumplir a cabalidad sus funciones de calentar e impulsar. Cuando yin de riñón es suficiente para nutrir al fuego ministro, este podrá resguardarse en el riñón, y cumplir sus labores sin sobrepasarse en sus atribuciones.

Traducciones existentes: Fuego de primer ministro; fuego de canciller.

Traducciones actuales: Fuego de riñón; Xianghuo; fuego ministro.

Traducción estándar: Fuego ministro.

Descripción: "Fuego ministro" o "fuego primer ministro" es el antónimo complementario de "fuego monarca". A lo largo de la historia de la MTC se han brindado distintos tipos de interpretación acerca de las funciones de fuego ministro. En la actualidad el adjetivo "ministro" es el comúnmente aceptado en el ámbito de la traducción.

Citas:

❖ El riñón almacena la esencia; el hígado gobierna flujo y descarga, ambos albergan fuego ministro. *(Epílogo sobre las propiedades de las cosas)*.

❖ El fuego se divide en fuego monarca y fuego ministro. Fuego monarca se sitúa en la cavidad visceral superior y gobierna los movimientos; fuego ministro se sitúa en la cavidad visceral inferior y gobierna la quietud. Fuego monarca tiene un solo gobernante: el corazón; fuego ministro tiene dos: el hígado y el riñón. *(Lectura obligada de los médicos ancestrales, Cap. I).*

魂 hun

魂 Alma etérea (Hun)

Alma etérea abarca todas las actividades de la consciencia humana, incluyendo la capacidad de percibir, sentir, comprender e intuir. El hígado es el gobernante. Desde que nace el ser humano es capaz de percibir y sentir y, según dónde crece, va paulatinamente desarrollando el conocimiento y la intuición. Todo esto pertenece a los reinos del alma etérea. Cuando la sangre almacenada en el hígado es abundante, el alma etérea se conserva y la mente es consciente. En caso contrario, la mente pierde el equilibrio, llevando a síntomas como alucinaciones, sonambulismo, insomnio, etc.

Traducciones existentes: Alma; alma espiritual; alma etérea.
Traducciones actuales: Alma etérea; alma.
Traducción estándar: Alma etérea.

Descripción: La traducción de 魂 (*hun*) es sumamente compleja. La palabra "alma" en Occidente tiene connotaciones similares, pero no completamente iguales al de 魂 de la MTC, que implica a uno de los "cinco espíritus". Hoy en día, la traducción más aceptada es "alma etérea". Si bien "etérea" alude a un ente divino o espiritual (lo cual se aleja del significado de *Hun*) al unirlo con "alma" se acerca ligeramente más al significado según la MTC.

Citas:

- ❖ Aquello que viene y va con el espíritu se llama alma etérea. *(Lingshu. La raíz del espíritu).*
- ❖ El hígado es la raíz del movimiento de las extremidades y el hogar de alma etérea. *(Suwen. Teoría de la manifestación visceral de los seis períodos).*
- ❖ Alma etérea pertenece a yang: almacenada en el hígado, gobierna la consciencia. *(Paralelismos en remedios externos).*

魄 po

魄 Alma corpórea (Po)

Alma corpórea atiende a determinadas actividades neurológicas e instintos básicos innatos tales como llorar, chupar, mover las extremidades o reflejos involuntarios; también se asocia con el oído, la vista y otras percepciones (frío, calor, dolor, picazón, etc.) Todos los reflejos, reacciones, movimientos y sentidos (tacto, oído, vista, olfato, llanto, movimiento de las extremidades), así como las funciones perceptivas y las conductas instintivas entran bajo el dominio del alma corpórea. El pulmón brinda la base y las condiciones fisiológicas necesarias para el desarrollo y perfeccionamiento de alma corpórea.

Traducciones existentes: Espíritu inferior; alma; alma corpórea.
Traducciones actuales: Alma corpórea; alma.
Traducción estándar: Alma corpórea.

Descripción: 魄 (*po*) o "alma corpórea" solo puede entenderse, en su relación de yin y yang, como el opuesto de 魂 (*hun*) o "alma etérea". *Hun* es yang; *Po* es yin. *Po* depende del cuerpo al que está adherido. *Hun* no. El adjetivo "corpóreo", que designa aquello "relativo al cuerpo" (por oposición al espíritu) si bien no corresponde exactamente al concepto de la MTC, es la traducción que mejor se acerca al concepto.

Citas:

❖ Aquello que entra y sale del cuerpo junto con la esencia se denomina "alma corpórea". (*Lingshu. La raíz del espíritu*).

❖ El pulmón es raíz de qi y hogar de alma corpórea. (*Suwen. Teoría de la manifestación visceral de los seis períodos*).

Generación entre los cinco elementos	五行相生	45
Hígado	肝	109
Hígado almacena la sangre	肝主藏血	117
Hígado gobierna flujo y descarga	肝主疏泄	115
Hígado y riñón son del mismo origen	肝肾同源	118
Inhibición y transformación entre los cinco elementos	五行制化	50
Interacción entre yin y yang	阴阳交感	40
Intestino delgado	小肠	147
Intestino grueso	大肠	148
Manifestación visceral	藏象	61
Mar de comida y agua	水谷之海	157
Mar de médula	髓海	155
Mar de qi	气海	27
Mar de sangre	血海	154
Movimiento de qi	气机	25
Mutuo arraigo entre yin y yang	阴阳互根	38
Órgano fu solitario	孤腑	151
Órganos espirituales	神脏	70
Órganos físicos	形脏	69
Órganos fu extraordinarios	奇恒之腑	67
Órganos zang-fu	脏腑	62
Pericardio	心包络	81
Preponderancia alternada entre los cinco elementos	五行胜复	52
Puerta de la vida	命门	131
Pulmón	肺	84
Pulmón gobierna administración y regulación	肺主治节	94
Pulmón gobierna depuración y descenso	肺主肃降	92
Pulmón gobierna dispersión	肺主宣发	90
Pulmón gobierna qi	肺主气	89
Pulmón gobierna regulación de paso de agua	肺主通调水道	97
Qi	气	14
Qi de bazo	脾气	100
Qi de corazón	心气	73

Qi de estómago	胃气	139
Qi de hígado	肝气	110
Qi de rinón	肾气	121
Qi de vesícula	胆气	136
Qi defensivo	卫气	22
Qi dominante	主气	58
Qi esencial	精气	17
Qi nutricional	营气	21
Qi original	元气	18
Qi pectoral	宗气	20
Qi subordinado	客气	60
Qi yang	阳气	31
Qi ying	阴气	34
Qin de pulmón	肺气	85
Restricción entre los cinco elementos	五行相克	46
Restringir hiperactividad para mantener equilibrio	亢害承制	53
Riñón	肾	119
Riñón almacena la esencia	肾藏精	127
Riñón gobierna el agua	肾主水	126
Riñón gobierna recepción de qi	肾主纳气	129
Sangre de corazón	心血	74
Sangre de hígado	肝血	111
Seis órganos fu	六腑	66
Seis qi	六气	56
Sobrerestricción entre los cinco elementos	五行相乘	48
Tiangui	天癸	130
Todos los canales y vasos convergen en pulmón	肺朝百脉	95
Transformación de qi	气化	23
Tres cavidades viscerales	三焦	133
Útero	女子胞	153
Vejiga	膀胱	149
Vesícula	胆	134
Yang	阳	30

Yang de bazo	脾阳	101
Yang de corazón	心阳	75
Yang de estómago	胃阳	142
Yang de hígado	肝阳	114
Yang de pulmón	肺阳	88
Yang de rinón	肾阳	123
Yin	阴	32
Yin de bazo	脾阴	102
Yin de corazón	心阴	77
Yin de estómago	胃阴	140
Yin de hígado	肝阴	112
Yin de pulmón	肺阴	87
Yin de rinón	肾阴	122
Yin está nivelado y yang compactado	阴平阳秘	36
Ying y yang	阴阳	35

La presente edición se ter-
minó de imprimir en

Jorge Sarmiento Editor

el mes de marzo 2021

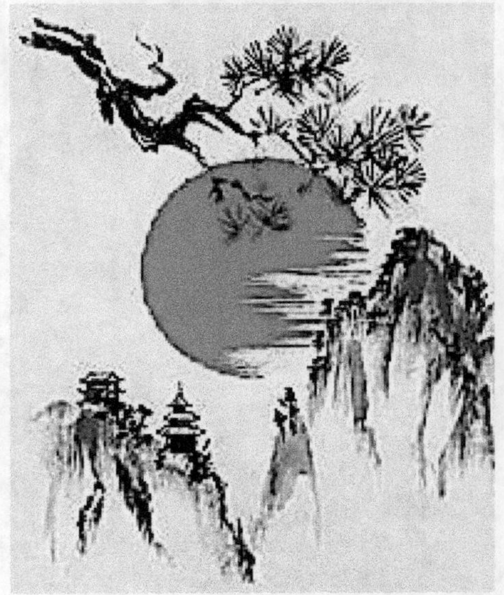

Impreso en
Córdoba de la Nueva Andalucía
República Argentina